AF308775

MÉMOIRE

Sur les moyens de perfectionner l'établissement public, formé à Lyon, en faveur des personnes *noyées*, avec des remarques fur la caufe de leur mort, & le traitement qui leur convient;

Préfenté le 18 Juin 1786, à l'Académie des Sciences, Belles-Lettres & Arts de Lyon.

PAR M. DESGRANGES,

Docteur-Médecin à Lyon, & Membre du Collége Royal de Chirurgie de la même ville; de l'Académie Royale de Chirurgie, & de la Société Royale de Médecine de Paris; de l'Académie des Sciences & des Beaux-Arts d'Arras & de Villefranche, de la Société académique & patriotique de Valence, & de celle d'émulation de Bourg-en-Breffe, des Arcades de Rome, &c. Chirurgien-Major & Secrétaire de la Garde-Nationale du Canton de Rue Tupin, l'une des 32 Sections de la Commune.

A LYON.

Juillet 1790.

AVERTISSEMENT.

LE titre de ce mémoire annonce le motif qui l'a fait entreprendre. C'eſt au mois de Juin 1785, que je m'en ſuis occupé
pour le préſenter à M. *Toloʒan* (1), prévôt des marchands à
cette époque ; j'eus enſuite avec ce magiſtrat deux converſations à
ce ſujet, dont le réſultat a toujours été, *qu'il verroit...* C'étoit alors
la formule ordinaire de la réponſe des gens en place.

L'inutilité de mes premieres démarches ne me rebuta point,
je me décidai à retoucher mon mémoire, & à en faire hommage,
le 18 Juin 1786, à l'académie des ſciences, belles-lettres & arts
de cette ville. Cette compagnie ſavante accueillit mon travail, &
ſur le rapport favorable que lui rendirent MM. ſes commiſſaires,
elle députa pluſieurs de ſes membres auprès de M. *Toloʒan*,
afin de le prier avec inſtance de prendre en conſidération, pour
l'avantage du public, les obſervations qui lui avoient été remiſes
par un citoyen, *ſur les moyens de perfectionner l'établiſſement des
ſecours pour les noyés* ; « obſervations qui toutes ſont de la plus
grande exactitude, & dictées par l'amour de l'humanité le plus
pur & le patriotiſme le plus éclairé.... » Telle fut à peu près la
maniere dont s'exprimerent MM. les députés.

J'aime à croire que M. *Toloʒan* donna pour lors des ordres
afin que les *Boîtes-entrepôt* fuſſent mieux *ſoignées*, mais le temps
écoulé depuis, les révolutions nombreuſes qui ſe ſont ſuccédées
rapidement, le flux & le reflux journalier de crainte & d'eſpé-
rance dont la cité toute entiere éprouve depuis quelque temps les
triſtes effets, ont ſans doute de nouveau fait perdre de vue cet objet
intéreſſant : car je dois dire qu'ayant viſité, dans le cours de ce

______

(1) Voyez le Journ. de Lyon, du 31 Août 1785, N°. 18, p. 286.

mois de Juillet 1790 , plufieurs *boîtes*, je les ai trouvées mal-propres, avec la plupart des défauts que je leur reproche §. 1 , & toutes les pieces en laine rongées par les teignes. Ce qui m'a le plus frappé, c'eft de n'y avoir trouvé ni machine fumigatoire, ni foufflet , ni canules , ni cornets de tabac, ni rien de ce qui fert à l'adminiftration des injections de fumée de tabac par le fondement , fecours cependant bien effentiel , d'une grande activité & d'une efficacité reconnue, dont , par une telle négligence , les perfonnes de l'art fe trouvent privées , & les malheureux fubmergés abfolument dépourvus.

Puiffent nos nouveaux corps adminiftratifs arrêter leurs regards attentifs & éclairés fur la réclamation que je fais derechef aujourd'hui, en faveur des habitants de notre cité !

MÉMOIRE

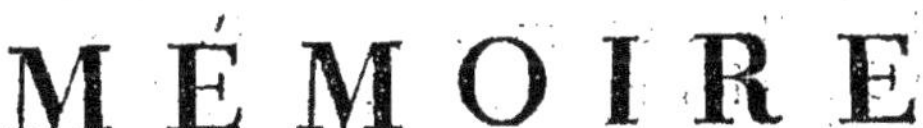

Sur les moyens de perfectionner l'établissement public formé à Lyon, en faveur des personnes noyées, avec des remarques sur la cause de leur mort & le traitement qui leur convient.

> C'est n'être bon à rien, que n'être bon qu'à soi.
> VOLT.

LES meilleures institutions se dépravent à mesure qu'elles s'éloignent du moment qui les a vû naître ; c'est une vérité que l'expérience de tous les jours ne permet pas de révoquer en doute. Si l'on jete les yeux sur les divers établissemens publics qui tour à tour ont été formés, on appercevra qu'annoncés d'abord avec emphase, puis reçus avec enthousiasme, je dirai même avec fanatisme, & bientôt vûs avec indifférence, ils finissent presque toujours par tomber dans l'oubli & dans une sorte de désuétude bien propre à rendre problématique leur utilité si fort exaltée dans le Principe........... Qu'on nous permette une réflexion, triviale si l'on veut, mais qui n'a pas échappé sans doute aux bons observateurs ; c'est que *c'est là le train ordinaire des choses.*

Mais si ce *train ordinaire des choses,* si cette marche commune des événements font sans conséquence pour beaucoup d'institutions ; s'il est quelquefois indifférent de voir se dissoudre celles qui n'ont pour but que de répandre de l'agrément dans la société, d'en resserrer les liens, de perfectionner le moral de ceux qui la composent, d'occuper utilement le loisir de ceux que l'aisance dispense du travail, enfin d'offrir aux *travailleurs* mêmes un sujet de délassement & de récréation, d'autant mieux que ces *cercles,* ces especes de lycées se forment de nouveau avec autant de facilité qu'ils se détruisent ; qu'on les voit remplacer l'un par l'autre, & que ces changemens mêmes , en préfentant le piquant de la nouveauté & l'intérêt du moment , ne font pas fans attraits ni fans mérite........ Il n'en eft pas ainfi des établiffemens formés pour la confervation des hommes , de ceux fur-tout qui font confacrés à rappeller à la vie nos femblables lorfqu'une mort inopinée vient les moiffonner au milieu de la fanté la plus robufte & fouvent dans le moment où , pour nous fervir , ils n'ont pas craint d'expofer leurs jours.

L'homme fenfible , le bon citoyen peut-il voir , fans gémir, ces fortes d'établiffemens négligés , peu foutenus & toujours languiffants , n'offrir que le millieme des avantages qu'ils promettoient & que le public avoit droit d'en attendre ? Si fon cœur lui dicte des réclamations à cet égard , fa bouche n'ofera peut-être les prononcer ; mais l'homme de l'art , qui apperçoit la fource du mal , qui connoît les inconvéniens à éviter & les réformes à faire , qui n'ignore ni les améliorations à produire , ni le meilleur ordre de chofes à établir, ne fe rendroit-il pas doublement coupable s'il gardoit le filence ?

Quand le mal eft auffi évident & auffi palpable , quand le reméde eft auffi réel & auffi facile , faudroit-il donc fe borner au rôle apathique & froid , je dirai même cruel & inhumain que nous indique M. *De la Place, gémir & fe taire ?* (1.)

Un favant vouloit que les vérités phyfiques les moins conteftées fuffent remifes tous les demi-fiecles au creufet de l'expérience , afin de pouvoir les apprécier de nouveau & les *émonder* au befoin......... Pour moi je défirerois que les établiffemens publics , formés par des vues de bienfaifance & d'humanité , fuffent examinés févérement à chaque luftre , afin de découvrir s'ils ont dégénéré, reconnoître les abus qui peuvent s'être gliffés dans leur adminiftration , déterminer les réformes qu'il feroit avantageux de faire & les changemens qu'il feroit néceffaire d'y introduire pour les porter à leur plus grande perfection , ou , ce qui eft le même , à leur plus haut dégré d'utilité.

(*a*) M. l'abbé Prévôt , frappé le 23 octobre 1763 , d'une attaque d'apopléxie dans la forêt de Chantilly , fut ouvert , par ordre de la juftice , pour reconnoître fon genre de mort. Au premier coup de fcalpel , l'abbé pouffa un cri qui annonça qu'il étoit encore de ce monde ; mais c'étoit trop tard , le coup pour l'en faire fortir étoit porté. Confulté fur ce qu'il convenoit de faire après un événement auffi tragique , M. *de la Place* répondit : *gémir & fe taire.*

(7)

Mais puifque ce tribunal ou cette commiffion intéreffante n'exifte pas, puifque le plus fouvent nous fommes bornés à former des vœux, prefque toujours ftériles, pour la confervation & le foulagement de nos femblables....., me feroit-il permis de vous préfenter , *mef-fieurs* , les réflexions que j'ai faites *fur les moyens de perfectionner l'établiffement public , formé dans notre cité , pour fecourir les perfonnes noyées ?* C'eft aux *académies* , c'eft aux *fociétés favantes* , qu'il appartient de ftatuer fur des objets auffi conféquens & auffi effentiels au bien public ; c'eft à elles fans doute qu'il eft réfervé de mettre fous les yeux des tribunaux fupérieurs , des adminiftrateurs de la commune , le tableau des imperfections inhérentes à chacune de ces inftitutions & la notice des moyens propres à les faire ceffer. Rien de ce qui concerne l'humanité ne fauroit leur être étranger ; elles peuvent s'appliquer avec jufte raifon cette belle maxime de *Térence , nil humani à me alienum puto* ; & ne diroit-on pas que le fondateur de l'art de guérir, le divin *Hippocrate* , a eu en vue les corps littéraires, lorfque, défirant que tous les hommes euffent une connoiffance de la médecine , il infiftoit pour que ceux fur-tout qui font *très-érudits* & *très éloquens* en fuffent parfaitement inftruits ? *omnes homines artem médicam noffe oportet , & ex his maxime eos qui eruditionis ac eloquentiæ cognitionem habent.* Lib. de nat. hom.

Appellé plufieurs fois pour préfider à l'adminiftration des fecours à des noyés, j'ai vu chaque fois, avec furprife & en même temps avec douleur, que les *boîtes-entrepôt* , fi ingénieufement imaginées par M. *Pia* , ancien échevin de Paris, étoient en mauvais état , ne préfentoient pas les moyens convenables à mettre en ufage, & ne pouvoient répondre ni aux vues bienfaifantes des officiers municipaux qui en ont pourvu cette ville, ni à l'empreffement éclairé des gens de l'art que l'amour de l'humanité amene au fecours des malheureux fubmergés. Auffi combien peu en réchappe-t-on ! La caufe de ces non-fuccès fi fréquents dépend beaucoup , on n'en fauroit douter, de l'infuffifance & du peu d'énergie des moyens qu'on a fous la main ; & ne feroit-ce pas bien mériter de la patrie que de mettre nos magiftrats à même d'y remédier ? Dans des vues auffi louables, je viens dépofer aujourd'hui , dans le fein de l'*académie* , les réflexions que la pratique & des connoiffances précifes & locales m'ont fuggérées : ainfi, meffieurs, je vais mettre fucceffivement fous vos yeux des *défauts à réformer* , des *additions à faire* & un *nouvel établissement à créer.* Ma diction sera simple & vraie autant que le sujet est intéressant ; je parle à des cœurs sensibles, à des citoyens éclairés & compatissants, & leur montrer le mal à réformer & le bien à faire, n'est-ce pas déja être sûr qu'ils mettront tout en œuvre pour faire cesser l'un & pour établir l'autre ?

§. I.

Mauvais état de la boîte-entrepôt.

Cette boîte portative, qui contient les divers moyens de secours consacrés au traitement des noyés, est très-commode & très-nécessaire : on ne sauroit trop applaudir à l'humanité bienfaisante de nos magistrats qui en ont distribué, au nombre de seize, (ces boîtes) dans différents ports du Rhône & de la Saône & dans plusieurs corps-de-garde de cette ville. (*a*) Sans doute qu'au premier moment de cet établissement, ces moyens & ces secours étoient dans toute leur valeur, alors ils trompoient moins souvent l'attente des personnes zélées qui ne craignent pas de prodiguer leurs soins à des cadavres pour rallumer en eux le flambeau de la vie, qu'un océan de liquide vient d'éteindre : mais le temps, le défaut de précautions & de renouvellements convenables ont altéré ou affoibli ces moyens de telle sorte qu'il est souvent impossible de s'en servir, ou inutile de les employer, étant pour la plupart sans vertus & sans puissance. Il ne s'agit pour le présent, que d'énoncer quelques-uns de ces défauts pour faire sentir tout le démérite d'un ensemble qu'on ne renouvelle pas à propos & qu'on n'entretient pas avec soin.

1º. J'ai vu la machine fumigatoire dérangée dans son fourneau avec un couvercle qui s'y adaptoit fort mal, & j'ai trouvé le tuyau de cuir tantôt bouché & tantôt percé.

2º. L'eau-de-vie camphrée est presque toujours éventée, quelquefois il n'y en a point du tout.

3º. Le flacon d'alkali-volatil est le plus souvent vide, renversé dans la boîte & sans bouchon.

(*a*) Et cependant M. *Pia* nous apprend que la ville de Lyon en a fait venir 23 de Paris. (*Détail des succès de l'établissement de Paris, quatrieme partie, page* 21 *de l'introdudion.*) Que sont devenues les sept autres, pourquoi n'en fait-on pas usage ?

4º.

(9)

4°. Il manque de vin émétique trouble pour les lavements, &
la feringue deftinée à cet ufage, n'eft pas garnie à propos.

5°. La poudre fternutatoire m'a toujours parue inodore, infipide,
éventée, & conféquemment fans vertus. — Les canons de plume
pour la fouffler font bouchés, déformés ou caffés.

6°. Il n'y a qu'une ventoufe, fouvent fêlée, hors d'état de
fervir, &c. &c. &c.

§. I I.

Corrections & additions à faire à la Boîte-entrepôt.

Quoique la *boîte-entrepôt* de M. *Pia* renferme volontiers tous
les objets néceffaires pour fecourir efficacement les noyés & leur
rendre l'exiftence, il en eft encore d'autres, finon effentiels, du
moins très-utiles pour la fin qu'on fe propofe, qu'il feroit avantageux de fe procurer. L'ufage & l'expérience amenent néceffairement
dans les fciences-pratiques différents degrés de perfection qu'il faut
favoir accueillir, & dont il eft fage de profiter. Je ferai mention, par
cette raifon, de quelques moyens qui m'ont paru également très-pro-
pres à ranimer l'être fubmergé dont la vitalité eft prefque entiérement
anéantie, ou, tout au moins à favorifer d'une maniere utile, une
entreprife auffi louable : difputer à la mort une victime, la lui ar-
racher quand elle s'en eft faifie, c'eft pour l'homme de l'art une
fatisfaction indicible & une forte de jouiffance ignorée du commun
des hommes, que lui feul eft en état d'apprécier. Je vais donc
raffembler ici tous les fecours qui peuvent lui procurer un triomphe
auffi flatteur. Ils ne font ni coûteux ni difficiles à trouver, c'eft
pourquoi on ne doit pas héfiter à leur donner place dans la *boîte-
entrepôt.* J'indiquerai, en paffant, l'ufage de chacun d'eux & quelques-unes des précautions néceffaires à leur réuffite, afin que vous
foyez tout de fuite au fait de leur deftination, dont il importe infiniment, MESSIEURS, que vous ayez connoiffance.

Je marquerai d'un aftérique les additions & corrections que je
propofe pour le complément de la *boîte-entrepôt.*

* 1°. Il faudroit un *couffin* rempli de baloufe, pour tenir la
tête du noyé un peu élevée pendant l'adminiftration des fecours.
On fait qu'il doit être couché fur le côté droit de la poitrine....

B

une *paillasse piquée*, quand le local du dépôt pourra le permettre, seroit également à defirer.

* 2°. *La machine fumigatoire*, qui doit avoir deux tuyaux à fa mefure, & la *feringue à lavement* feront tenues en bon état, tous leurs canaux libres, ainfi que les pieces qui doivent s'y adapter. Il en fera de même de la *canule à bouche* ou *tuyau à vent* qui fert à porter de l'air dans la poitrine par la bouche, en écartant les mâchoires ; le tuyau de peau qui la coupe, étant comprimé avec deux doigts, permet au fouffleur de reprendre haleine & prévient le retour des exhalaifons qui s'élevent de l'eftomac du noyé lorfqu'il commence à revenir.

N. B. La *feringue à lavement* ne fe trouve point dans la boîte de M. *Pia*. Cependant il y a des circonftances où les gros boyaux, farcis de matiere, ne peuvent recevoir la fumée, & demandent des lavements liquides de tabac, lefquels opérent leur dégagement & permettent enfuite de faire jouer la machine fumigatoire.... Voyez ci-après le n°. 12. page 12.

* 3°. Un *foufflet* dont le canon s'ajufte au fourneau de la machine fumigatoire, où il eft arrêté folidement au moyen d'une clavette. On l'emploie à allumer le tabac, & à pouffer la fumée dans le chapiteau, d'où elle paffe dans un tuyau flexible, terminé par une canule qui fe place dans le fondement.

* 4°. Un *fecond foufflet*, pour faire paffer de l'air atmofphérique dans les poumons à l'aide de la canule à bouche, (le fouffle de l'homme ne pouvant fervir, dit-on, à cette fin parce qu'il eft reconnu méphitique) avec la précaution, fi c'eft par la bouche, de pincer en même tems les narines avec les doigts, & fi c'eft par l'une des narines de fermer exactement l'autre, ainfi que la bouche ; par ce dernier procédé, l'air s'infinue avec aifance dans la glotte, & l'on n'a point à craindre d'abaiffer l'épiglotte, c'eft-à-dire de fermer l'ouverture qui conduit à la trachée-artere, comme cela peut arriver lorfqu'on introduit le tuyau à vent dans la bouche. L'irritation qu'éprouveroit la membrane pituitaire par cette introduction nafale, ne pourroit qu'être avantageufe pour remettre en feu les organes tant actifs que paffifs de la refpiration. Pour cette derniere fin il feroit utile d'avoir *un tuyau ordinaire un peu recourbé*, dont l'extrémité, franchiffant la voûte palatine, répondroit directement au fommet du conduit aérien ; ce fecond foufflet doit

être semblable au premier ; afin-de le remplacer au befoin dans la machine fumigatoire ; on difpofera en conféquence le pavillon de la canule à bouche de maniere à recevoir l'extrémité de fon canon.

Il feroit quelquefois à propos de faire concourir enfemble les deux infufflations, c'eft pourquoi il me paroît néceffaire qu'il y ait *deux foufflets* dans la *boîte-entrepôt*. En général les foufflets me fem-blent trop petits ; je les voudrois à double vent, c'eft-à-dire à deux ames.

Le favant *Mouro*, chirurgien d'Edimbourg, penfe que dans l'in-fufflation pulmonaire, il faut qu'en un feul coup de foufflet on ob-tienne la quantité d'air capable de faire enfler les poumons à un dégré convenable..... Raffuré par l'expérience, il ne craignoit pas d'employer dans le commencement un air chaud, & de recourir à l'infufflation animale ; il n'employoit que fecondairement l'air at-mofphérique à la faveur d'un *grand* foufflet.....

* 5°. La bouteille *d'eau-de-vie camphrée*, que l'on aura foin d'animer d'*efprit volatil de corne de cerf*, ou de celui de *fel ammo-niac*, fera toujours pleine, bien bouchée & fon bouchon fera en-touré de cire molle. J'ai trouvé conftamment cette liqueur fans force & dépourvue de principes volatils ; il feroit donc à fouhaiter que tous les trois mois, & fur-tout à l'approche de la faifon des bains, on y ajoutât de nouveau une once de l'un de ces deux efprits volatils.

6°. La bouteille de *vin émétique* fera toujours pour le moins à moitié pleine.

* 7°. Le flacon *d'efprit volatil de fel ammoniac* ou alkali-fluor fera de criftal ainfi que fon bouchon, fermant hermétiquement & pareillement entouré de cire verte, pour s'oppofer à toute évapo-ration ; il fera renfermé dans un étui de bois ou de carton, & aura fa cafe particuliere dans la boîte, de maniere à ne pouvoir ni fe pancher ni fe renverfer.

* 8°. On pourroit avoir un femblable flacon rempli de *vinaigre radical*, ou de celui dit *des quatre voleurs*, récemment fait ; & encore un autre de *fel de tabac*.

On doit préfenter fouvent fous le nez l'une de ces liqueurs, & même en introduire dans les narines par le moyen de petits rou-leaux de papier tortillé en forme de mêches, ou la barbe d'une plume qu'on y porte à plufieurs reprifes mais précipitées. Dans un

cas preſſant, & à leur défaut, on peut recourir à *l'odeur acide ſul-*
fureuſe des allumettes ſouffrées qu'on brûle près des narines, en y
mettant cependant beaucoup de prudence & de précautions de peur
de nuire au lieu de ſoulager. Il ſeroit plus ſimple alors de s'adreſſer
à la fumée de tabac qu'on ſouffleroit dans les narines, & dans la
bouche ſi on a pû l'entr'ouvrir. L'homme de l'art ne doit jamais
perdre de vue dans la pratique, cette belle ſentence *d'Hippocrate :*
» *in omnibus, medice, ita te exerceas, ut proſis & non noceas.* »
Epid. lib. 1.

9°. La *poudre*, deſtinée à être ſoufflée dans les narines, qui n'eſt
pas coûteuſe, ſera renouvellée ſouvent. Les *tuyaux* ou *canons de*
plume qui ſervent à cet uſage, ſeront toujours libres, d'un calibre
ſuffiſant & pluſieurs en nombre. Je voudrois qu'on préférât la poudre
ſternutatoire, connue ſous le nom de *poudre capitale de ſaint Ange* ;
à ſon défaut on peut employer le tabac d'Eſpagne..... On doit
prendre garde de ſouffler en trop grande quantité & trop fortement
l'une de ces poudres, de peur qu'elle ne tombe dans le larynx, où
elle deviendroit un nouvel obſtacle au rétabliſſement de la reſpiration, & pourroit même cauſer la ſuffocation. Ces craintes doivent
faire préférer les mêches de papier tortillé imbibé d'alkali - fluor
ammoniacal, d'ailleurs bien plus actif, & d'une efficacité ſupé-
rieure.

* 10°. Il y aura un *fil de fer* propre à déboucher tous les uſten-
ciles creux, les tuyaux de plumes, les canules, &c.

* 11°. Pluſieurs *plumes entieres* ayant de longues barbes, des
Pinceaux & de *petites éponges* pour irriter le fond de la gorge,
déboucher les narines & abſorber l'eau écumeuſe qui en découle
ſouvent & qu'on doit en extraire. Quand on les porte profondément, dans l'intention d'enlever les mucoſités qui tapiſſent le fond
de la bouche, on doit prendre garde de les introduire trop avant
ou d'un trop gros volume ; ce qui ſeroit capable d'achever de ſuf-
foquer le noyé, plutôt que de favoriſer ſon rappel à la vie. On ſe
ſert encore de plumes, trempées dans l'eau - de - vie camphrée
chaude, ou dans quelque autre liqueur ſpiritueuſe forte, pour toucher les lévres & la langue, titiller ces parties, les irriter & concourir par cet agacement à réveiller l'irritabilité éteinte du ſujet.

* 12°. Un *baſſin* ou *plat de fer blanc battu*, pour y verſer les
liquides ſpiritueux avec leſquels on fait les frictions ou frottements,

& pour y mouiller légérement les feuilles de tabac afin qu'elles donnent davantage de fumée lorfqu'elles brûleront dans la machine fumigatoire.

Mais il eſt bon de favoir, 1°. que les *friƈtions feches*, & furtout les fortes ou *dures*, pour me fervir de l'expreſſion de *Paré*, font plus propres à échauffer le fujet que *les flanelles imbibées de liqueurs fpiritueufes*. La force & la volatilité du fluide, ainſi que fa chaleur fe diſſipant bientôt, on n'a plus en main qu'une flanelle humide & plus ou moins froide. Les Anglois font ces friƈtions avec du fel en poudre & bien fec. 2°. Qu'on doit ufer avec perſévérance de la fumée de tabac en lavement, mais que cette fumée n'eſt vraiment imprégnée de particules irritantes, & n'eſt aſſez chaude que lorfque déjà il s'eſt confumé une certaine quantité de feuilles de tabac. Avant ce terme, cette fumée eſt trop peu aƈtive & fes effets font nuls ; circonſtances qui n'ont pas manqué de la difcréditer dans l'efprit de pluſieurs perfonnes de l'art. Au défaut de la machine fumigatoire, ou pour préparer à fon effet, (N° 2. *N. B.*) on donnera des lavements avec une décoƈtion de ce même tabac ou de coloquinte, ou avec le vin émétique trouble, ou de l'urine chaude, ou avec de l'eau ſimple faoulée de favon, ou de fel de cuiſine ordinaire, ou animée d'eau-de-vie camphrée, d'efprit volatil, ou dans laquelle on diſſoudra une ou deux cuillerées de fel de tabac, &c. & pour les empêcher de revenir auſſitôt, on tamponnera le fondement. Un *fuppoſitoire de tabac* ne feroit pas à dédaigner. Les fumigations, en dilatant les inteſtins, provoquent leur réaƈtion & les irritent ; mais en ballonant le ventre elles refoulent en même temps le diaphragme vers la poitrine, & par cette preſſion *médiate* fur les poumons, elles font auſſi capables de les ſtimuler & d'aider à l'excrétion de la vifcofité écumeufe qui les engorge. Néanmoins cette diſtenſion ou ce ballonnement doit être modéré, car d'autre part il formeroit un obſtacle à l'entrée de l'air qu'on y fouffle, par le *tuyau à vent*, pour affaiſſer les cellules aqueufes, éparpiller le fluide, le réduire au plus petit volume, & rendre aux poumons la faculté de fe débarraſſer entiérement de cette caufe matérielle.

* 13°. Une *broſſe* commune ou *décrottoir* à poils flexibles, pour faire des friƈtions à la plante des pieds, à la région de l'eſtomac, fur l'épine du dos, &c. foit feches, foit avec l'eau-de-vie

camphrée bien chaude... Ce moyen de *titillation*, qui a beaucoup
d'effet vis-à-vis des houppes nerveuses, épanouiés fur l'enveloppe
commune du corps, fiege étendu du *toucher*, n'eft pas à négliger.
Il a lui feul, plus d'une fois, ranimé des afphyxiés. Des frottements avec une toile de crin, pénétrée d'une faumure très-forte,
fous la plante des pieds, pendant trois quarts d'heure, ont fauvé
un afphyctique, & des frictions *féches & rudes*, dans cette même
région, continuées fix heures de fuite, ont valu le même triomphe
dans une mort fubite occafionnée *par le froid*. (Eph. des cur. de
la nat. — Gaz. des deux Ponts) Quelquefois il faut agir avec plus de
force ; *Frédéric Hoffman* rapporte que des noyés ont été rappellés
à la vie, en les frappant *fort & long-temps* fous la plante des pieds.
(médic. rat. fiftem.)

   * 14°. Des *morceaux de liege* taillés de maniere à pouvoir être
placés entre les dents & maintenir les mâchoires écartées, afin de
faciliter l'emploi de la canule à bouche & la fortie de l'écume ;
comme auffi permettre qu'on verfe dans la bouche (en très-petite
quantité & *par irroration*,) un mélange d'eau & d'alkali volatil,
& pour prévenir enfin, dans le cas de révivification, un ferrement
convulfif des mâchoires capable de couper la langue fi elle fe trouvoit avancée.

   * 15°. *Deux ventoufes*, une de *verre* & l'autre de *corne*, (celle-
ci pour fuppléer la premiere expofée à fe caffer), avec des *étoupes*
féches pour les appliquer aifément.... On aura auffi de la *filaffe*
pour garnir la feringue à lavement, qui devient toujours trop gaie
par la féchereffe de fa garniture & le défaut d'ufage.

   * 16°. Un ou plufieurs *morceaux de favon*, foit pour faciliter
le jeu de la feringue, foit pour faire partie des lavements.

   17°. Une ou deux *bandes à faignée*, avec plufieurs petites compreffes pour fervir dans les cas preffants qui obligent de recourir
à cette opération.

   18°. Toujours la *petite boîte*, renfermant plufieurs paquets de
trois grains de *tartre émétique* chaque.

   19°. Ainfi que le *bonnet*, les *frottoirs* & la *couverture* ou efpece
de *camifole* de laine, pour couvrir la tête, frotter & envelopper
le noyé après l'avoir déshabillé.

   20°. Et les quatre rouleaux ou cornets de *tabac à fumer*, chacun
de demi-once.

21°. Et la *cuiller de fer étamé*, qui eſt terminée par un petit bec ouvert, pour faciliter l'écoulement des liquides qu'on veut verſer dans la bouche, & dont le manche offre une eſpece de *ſpatule*, qui ſert au beſoin de *lévier* pour écarter la mâchoire inférieure ; on doit agir ici avec beaucoup de prudence & de ménagement pour ne pas briſer les dents, luxer la mâchoire, &c.

22°. Enfin, pluſieurs morceaux d'*amadou*, des *allumettes* bien *ſoufrées*, & même ce qu'on appelle un *briquet garni*, pour allumer le tabac dont on a chargé la machine fumigatoire, &c.

On conſervera toujours dans la boîte le *nouet de ſoufre* & de *camphre*, qui doit ſe trouver au milieu des pieces de laine, & que je n'y ai jamais rencontré, afin de les garantir des atteintes des teignes, &c.

Je dois faire obſerver qu'il eſt arrivé ſouvent qu'on a cru pouſſer de l'air dans les poumons d'un noyé en ſoufflant avec force dans ſa bouche, (& j'ai vu moi-même pluſieurs aſſiſtans zélés ſe tourmenter beaucoup à cet effet), ſans que pour cela on y ait réuſſi. C'eſt un point ſur lequel il eſt eſſentiel de porter toute ſon attention. Tant que la poitrine reſte immobile & ne s'éleve point, tant que le ventre auſſi n'augmente pas de volume, l'air ne pénetre pas dans les poumons, ou du moins ne s'inſinue pas fort avant dans ce viſcere. Il faut donc chercher d'où provient l'obſtacle ; tantôt il ſuffira d'abaiſſer avec le manche de la cuiller la langue ſoulevée & appliquée contre le palais, ou de la repouſſer dans la bouche ſi elle ſe trouve en dehors & gonflée. Tantôt il faudra s'occuper du liquide écumeux qui embarraſſe l'arriere-bouche, ou de l'eau bourbeuſe, marneuſe, & autres ordures qui peuvent y avoir pénétré, &c. afin de pouvoir enfoncer davantage la canule à vent, & l'approcher de plus près de la glotte. Le plus ſouvent il conviendra de paſſer la canule de préférence par l'une des foſſes naſales, lors ſur-tout que le ſerrement des mâchoires s'oppoſe à ſon introduction. La diſpoſition des parties démontre que ce procédé eſt même le meilleur, car alors l'épiglotte ne forme aucun obſtacle à l'entrée de l'air, comme nous l'avons déjà dit, N°. 4..... En ſuppoſant ces tentatives infructueuſes, il reſte encore la reſſource d'ouvrir la trachée-artere, opération dont je parlerai bientôt.

§. I I I.

Nouvel établissement à former.

S'il est vrai que le succès des secours destinés à la révivification des noyés dépend de leur administration méthodique , bien dirigée & bien soutenue , on ne peut douter aussi que ce succès soit infiniment subordonné à la bonté & à l'énergie des moyens qui doivent être employés ; il importe donc beaucoup au bien public que les *boîtes-entrepôt* soient constamment pourvues de machines bien disposées , & de drogues récentes & bien préparées..... Pour cet effet ne seroit-il pas à désirer qu'il y eût un homme de l'art , commis inspecteur par MM. les Officiers Municipaux de cette Ville pour examiner de quinzaine en quinzaine , tous les depôts dont-il auroit la liste , les surveiller & pourvoir à l'entretien des différentes *boîtes* ?

D'abord , il seroit tenu de les munir des additions sus-mentionnées § 11. *, ou de telles autres que son génie pourroit lui suggérer , & de veiller assiduement au bon état des ustenciles , & à l'approvisionnement des drogues qu'il fourniroit lui-même , ou qui seroient fournies , sur son *bon* , par tel apothicaire qu'il plairoit à la Municipalité de commettre.

L'inspecteur seroit toujours appellé dans tous les événemens malheureux dont il est question , sans interdire pour cela la faculté de recourir aux autres personnes de l'art les plus voisines , ou que le hasard feroit rencontrer ou que les parents du noyé ameneroient. Mais la présence du premier , devenant nécessaire pour le maintien & le rétablissement de la *boîte-entrepôt*, il seroit toujours à propos , dans tous les cas , de le prévenir tout de suite s'il est possible , & nécessairement le lendemain , afin qu'il fasse remplacer & réparer aussi-tôt ce qui aura été consommé ou dérangé.

Chaque année cet officier de santé présenteroit à MM. les prévôt des marchands & échevins , dans une assemblée tenue en *consulat*, (a)

____

(a) Le lecteur voudra bien se rappeller que ce mémoire , fait en 1785 , a été présenté à l'Académie en 1786 , sous ce qu'on appelle aujourd'hui *l'ancien régime* d'administration *consulaire.*

la

la lifte des perfonnes fécourues, le nombre des fuccès obtenus , & les obftacles qu'il auroit rencontré dans l'emploi des fecours, afin de pouvoir les faire ceffer & les prévenir.... enfemble l'état des drogues ou médicamens qu'il auroit fourni ou commandé chez le pharmacien défigné. Il en feroit de même à l'égard de l'artifte qui auroit fait des réparations aux machines de ladite *boîte-entrepôt.*

Il feroit facile & convenable en même tems de faire un réglement pour la difcipline, & le bon ordre qui doivent être obfervés dans les lieux où font adminiftrés les fecours , & *MM. les officiers , tant en chef que fubalternes de la milice Bourgeoife* , dont le zele & le patriotifme font connus, autant fans doute par humanité qu'en leur qualité d'hommes publics , ne manqueroient pas de veiller à fon exécution.

I. On détacheroit des foldats du corps-de-garde le plus voifin , pour éloigner l'affluence du peuple qui fe précipite autour du cadavre , & faciliter les perfonnes de l'art ou les citoyens zélés dans l'adminiftration des fecours. On ne laifferoit entrer dans le lieu du dépôt que les perfonnes dont l'affiftance feroit jugée néceffaire, car la multitude ne peut qu'altérer l'air , détruire fon reffort & le rendre contraire au retour des fonctions vitales de l'afphyxié.

II. Le *Sergent* ou le *Caporal* , chef de l'efcouade, feroit dépofitaire de la *boîte - entrepôt* dont il auroit la clef. (a) Il feroit tenu de lire , à haute voix, l'avis collé dans l'intérieur du couvercle de ladite boîte , qui indique l'ordre fuivant lequel on doit procéder , principalement s'il n'y avoit aucune perfonne de l'art préfente , & de dreffer enfuite procès-verbal de toutes les circonftances y rélatives, dont il pourroit avoir connoiffance , de la conduite qu'on auroit tenu , & du fuccès ou non fuccès qui s'en feroit fuivi.

III. Il veilleroit avec le plus grand foin à ce que des gens , in-

---

(a) Il faut que la clef foit attachée à la boîte , & que celle-ci foit toujours libre ; il feroit mieux encore que la ferrure ne fût pas à clef, comme cela fe pratique aux boîtes-entrepôt de la Capitale. Dans nos corps-de-garde bourgeois , la boîte eft dépofée dans la chambre du capitaine qui en prend la clef pendant fes 24 heures de fervice , & s'il eft abfent lorfqu'on y tranfportera un noyé, il faudra perdre un tems précieux en recherches inutiles , courir chez un ferrurier, enfoncer la porte , &c. comme cela eft arrivé au corps-de-garde du change, le dimanche 31 juillet 1785 , vers les 7 heures du foir. . .. Cet inconvénient eft fi facile à prévenir qu'il me fuffit de le faire connoître.

C

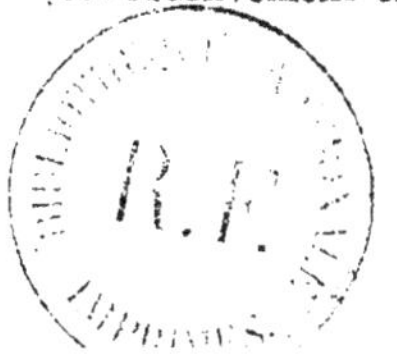

difcrétement officieux , ne mettent quelque chofe dans la bouche du noyé, & ne veuillent lui faire avaler quelque liqueur, ainfi que je l'ai vu arriver très-fouvent ; ce qui peut nuire de plus d'une maniere : tant que le noyé ne donne aucun figne de vie, & qu'il n'eft pas capable d'avaler , il eft fort dangereux de lui verfer du liquide dans la bouche ; on peut feulement permettre d'y introduire du *fel de cuifine*, parce que l'humidité de la falive le diffout, & l'agacement qui en réfulte , fe communiquant à tout le fyftême des nerfs, ne feroit peut-être pas inutile pour feconder l'effet des autres remedes.

IV. Il détacheroit auffi-tôt quelqu'un pour fe procurer un homme de l'art ; feroit avertir , s'il lui eft poffible & s'il n'y a pas trop d'éloignement , l'infpecteur, & ne perdroit pas de vue la *boîte-entrepôt*, fourniffant lui-même les chofes qui feroient demandées , & les retirant avec foin à mefure qu'elles deviendroient inutiles.

V. Dans tous les cas, l'officier de fanté-infpecteur , devroit être averti dans les 24 heures , & l'officier de garde feroit fpécialement chargé d'y tenir la main , parce qu'indépendamment de fes vifites de quinzaine, il devroit, comme nous l'avons déjà dit , fe tranfporter dès le lendemain dans le lieu du dépôt pour vifiter la boîte, la faire nettoyer & remédier au défordre qui pourroit s'y trouver.

VI. Dans la vue de rappeller & d'exciter de la chaleur dans le corps du noyé , pour donner aux liqueurs animales de la fluidité, & faciliter le retour du jeu fiftaltique des vaiffeaux, conféquemment le rétabliffement de la circulation (*a*), il feroit quel-

---

(*a*) La chaleur feule , excitée fpontanément dans un cadavre *afphyxié*, peut déterminer fon rappel à la vie. « On a vu des perfonnes , dit *Sauvages*, que l'on croyoit mortes, qui font revenues à elles , lorfque le fang, que la caufe morbifique avoit coagulé, s'eft réfous, ou que le fpafme, qui interrompoit la circulation, a ceffé ».

Il y a des exemples de perfonnes noyées , que *l'ardeur du foleil* a rappellé à la vie. On ne connoît point affez les bons effets des *bains de fumier* dont on fait à Lyon peu d'ufage. *Ambroife Paré* a guéri un foldat d'une efpece d'afphyxie nerveufe , occafionnée par les fouffrances & le grand froid concurremment , en le tenant trois jours & trois nuits de fuite, couché dans du fumier échauffé. — Un chat, au rapport de *Michel-Bernard Valentin*, ayant été gelé par le froid & foulé aux pieds comme mort, fut enterré dans du fumier.... Peu de jours après , il étoit parfaitement rétabli. Je rapporte ce fait à caufe de fon analogie avec le fujet qui nous occupe. — Il n'y a pas de doute que les liqueurs coagulées par le froid , & les efprits engourdis & fixés dans leurs filieres & leurs conduits, recevant une nouvelle expanfion par la chaleur du fumier, ayent été remis en mouvement. Ce chat ne doit pas nous paroître autrement reffufcité que les animaux & infectes qui font cachés pendant tout l'hiver, & qui jouiffent alors d'une *vie mitoyenne*, pour parler comme *Vanhelmont* , mais que la chaleur du printemps & de l'été reffufcite peu à peu , & rend en quelque maniere à leur propre vie.... J'aurai occafion plus loin de rappeller encore ce phénomene.

quefois néceffaire de couvrir tout fon corps de *cendres chaudes*, ou de la *peau d'un mouton* qu'on écorcheroit fur le moment; de le plonger dans un *bain chaud*, dans du *fumier échauffé*, & avec l'attention de donner & de conferver à ces moyens, pendant quelque temps, le degré de chaleur convenable (*a*); ce qui ne peut être indiqué que par l'officier de fanté préfent.... Mais les boulangers, les pâtiffiers, les bouchers, les baigneurs, &c. pourroient fe refufer à cette bonne œuvre, c'eft pourquoi il importeroit de les y exciter par une invitation publique, avec promeffe d'une récompenfe de la part des peres de la patrie.

VII. Il feroit à propos que chaque *boîte-entrepôt* fût pourvue d'un petit *thermométre* réglé felon M. de *Réaumur*, où feroit marqué uniquement le 32e. ou 33e. degré, avec ces mots, *chaleur du fang qu'on doit donner aux noyés*. On prendroit à cet égard les mêmes précautions que pour le flacon d'alkali volatil, afin d'en prévenir la caffure; on fent de refte de quelle utilité feroit cet inftrument de phyfique dans une circonftance auffi critique où l'homme de l'art a tant befoin de connoître & de mefurer le degré de chaleur qu'il doit employer.... Il eft bon de prévenir qu'il eft très-dangereux de trop brufquer les *frottemens* & la *chaleur*; l'un & l'autre doivent avoir lieu, du moins au plus, par des gradations bien combinées & ménagées à propos. — Si le noyé avoit péri dans *l'eau chaude*, & s'il venoit d'en être retiré, il faudroit bien fe garder de le mettre auprès du feu, & de rien faire pour exciter la chaleur; mais s'il avoit eu le temps de fe refroidir, on le traiteroit comme s'il étoit tombé dans l'eau froide.

VIII. Les *mariniers*, les *crocheteurs*, &c. qui auroient retiré de l'eau le noyé & l'auroient tranfporté au lieu d'un dépôt, ne

---

(*a*) On peut entretenir cette chaleur ou l'augmenter, en appliquant des fers ou des briques bien chaudes fur la couche de cendres ou de fable dont on a couvert le noyé. Les briques feules bien chaudes, les bouteilles remplies d'eau chaude enveloppées de linge & mifes fous la plante des pieds, les genoux, les aiffelles & fur les mains, font propres à donner au corps un certain degré de chaleur, & à diffiper le froid qui glace les membres, ayant foin de charger en même temps le cadavre de plufieurs couvertures de laine, par-deffous lefquelles on peut faire les frictions recommandées N°. 12 & 13. Les Anglois prefcrivent des facs de fel, fec & chaud, appliqués aux mêmes endroits. On échauffe le fel dans une baffinoire ou une poële à frire, fur un feu ordinaire. — On doit ufer avec prudence & réferve du *bain chaud ordinaire*. Il eft à craindre que la preffion de l'eau fur la poitrine ne forme un obftacle au foulevement des côtes & à la dilatation des poumons, &c.

devroient être récompenfés qu'autant qu'ils auroient pris toutes les précautions que la prudence & l'humanité requierent dans cette occurrence. En général on doit éviter dans le tranfport de heurter, frapper ou laiffer tomber le cadavre ; on doit lui tenir la tête foulevée & plus haute que le refte du corps, deux perfonnes le portant dans leurs bras entrelacés, ou fur leurs mains jointes, ce dont auront foin de s'informer l'officier de garde & l'infpecteur ; & ce devroit être d'après le rapport de l'un ou de l'autre que feroient diftribuées les gratifications. Il conviendroit peut-être de les doubler chaque fois qu'on aura réuffi à rappeller le noyé à la vie.

IX. Le public devroit être inftruit de ces précautions à prendre pour le tranfport des noyés par une *affiche publique*, renouvellée tous les ans aux approches de la faifon des bains, laquelle affiche indiqueroit en même temps les lieux des dépôts de fecours, & le nom & la demeure de l'homme de l'art infpecteur, qui feroit chargé du traitement des malheureux fubmergés, avec invitation aux *boulangers*, *bouchers*, *baigneurs*, &c. de ne pas refufer leur affiftance chaque fois qu'elle fera jugée néceffaire (art. VI). On y défendroit en même temps ces manœuvres meurtrieres fi ufitées parmi le peuple, comme de fufpendre le noyé par les pieds, de le rouler fur le rivage ou dans un tonneau, &c.

J'ai dit que la préfence de l'officier de fanté étoit le plus fouvent indifpenfable pour la bonne adminiftration des fecours ; lui feul en effet peut régler l'ufage de la *faignée*, moyen efficace fans doute en certain cas, mais dont l'emploi bannal ou mal raifonné ne peut être que funefte. Lorfque le noyé a le vifage pourpre ou violet, les yeux étincelants, les vaiffeaux pleins & gonflés, lorfqu'il s'écoule du fang par le nez ou par la bouche, que le fujet eft naturellement pléthorique, fanguin, d'une ftature difpofée à l'apoplexie, &c. dans tous ces cas la faignée devra être pratiquée, & de préférence à la *jugulaire*. Il en fera de même fi le noyé tombant dans l'eau, s'eft contufé ou fracturé la tête, fi on a lieu de craindre les effets de la commotion, ou fi enfin on reconnoît que le fujet, fur le point d'être rappellé à la vie, ou commençant à jouir de la lumiere, n'a qu'une refpiration difficile, laborieufe, accompagnée de râlements, &c. ..... Quelquefois les *ventoufes fcarifiées* trouveront auffi leur place. — Hors de ces cas on peut donner pour précepte général de ne folliciter aucune évacuation fanguine, avant que le corps du noyé ait recouvré un peu de chaleur.

Il fuit de ce que je viens de dire, que le traitement des noyés eft plus particuliérement de la compétence du chirurgien, & qu'il exige pour être efficace, toute l'activité, l'adreffe & l'intelligence qu'il eft accoutumé de mettre dans fes opérations. Familiarifé dès fa jeuneffe avec les cadavres, il prodiguera fes foins fans répugnance & faura mettre la main à l'œuvre lorfqu'il en fera befoin ; en dé_ployant ici toutes les reffources de la médecine agiffante, le chi_rurgien ne confiera pas à d'autres le foin de les appliquer & de les diriger ; quand les lumieres de l'efprit préfident aux opérations de la main, le fuccès manque rarement à l'entreprife. *Confilioque manu_que fit fructuofè labor* (a). Il y a même des cas où nulle autre perfonne de l'art ne pourroit le remplacer. Permettez-moi, Messieurs, d'entrer dans quelques détails à ce fujet, & de parler un moment les termes de l'art.

Remarques fur la caufe de la mort des noyés, & les fecours qui femblent leur convenir de préférence.

Tout être vivant (raifonnable), périt fous l'eau & par l'eau de deux manieres différentes.

Tantôt la *crainte* & le *faififfement,* que caufe l'impreffion d'une eau très-froide ou glacée, fufpendent, au moment même de l'im_merfion, les fonctions vitales en jettant le fyftême nerveux dans un état de ftupeur abfolu & général, en livrant les folides à un engourdiffement extrême, & les fluides à la congélation ou à l'im_mobilité la plus entiere...... Toute animalité alors femble dé_truire (b).

Tantôt l'eau, en pénétrant dans les bronches, lorfque l'animal qui fe noie *veut refpirer,* y forme, avec l'air raréfié qui s'y trouve,

---

(a) *Tunc manu, tunc mente,* difoit *Hippocrate,* lib. de prifc. med.

(b) On peut juger du faififfement qu'éprouve une perfonne qui tombe dans l'eau très-froide, par la fenfation finguliere qui s'obferve dans ceux qu'on arrofe inopinément avec de l'eau fraîche, & par l'état de ftupeur où fe trouvent ceux que le grand froid a tranfi ou gelé. Il eft prouvé par plus d'un exemple, que des gens fubmergés (même pendant plufieurs heures,) ont été rappellés à la vie après leur trépas fuppofé... Et certes il n'y a pas de doute que ceux-là aient été afphyxiés feulement par *faififfement* ou *par défaillance.* --- Le favant *Segner,* profeffeur à Gottingue, qui s'eft livré à beaucoup d'expériences fur les noyés, affure qu'il eft faux que ceux qui ont refté une ou plufieurs heures dans l'eau ayent jamais recouvré la vie, *fi on en excepte un petit nombre qui fe noient parmi les glaces.*

un liquide écumeux qui embarrasse les voies aériennes, détruit le jeu des poumons & anéantit également toutes les fonctions essentielles à la vie, d'où suit l'*asphyxie*.

Dans le premier cas, le plus fréquent peut-être & de préférence en hiver, l'eau n'a pas pénétré dans les poumons ni embarrassé ses conduits ; ainsi j'appellerai cette asphyxie *nerveuse*, *sans matiere*, pour parler le langage de l'école, ou *par défaillance*. ... Ici le principe vital n'est que restreint ou suspendu ; tous les ressorts de la machine sont en bon état & libres, ils n'ont besoin que d'être mis en jeu. C'est une horloge dont les rouages sont achevés & qui n'attend qu'une impulsion étrangere pour donner le branle au balancier qui doit les faire mouvoir. Rendez le mouvement & vous rendrez la vie.

Dans le second cas, qui pourroit bien être le plus rare & qui doit arriver le plus volontiers en été, il y a dans les poumons une eau écumeuse qui englue les canaux que l'air doit parcourir. Cette asphyxie de submersion est *avec matiere*, je la nommerai *par suffocation*, ou, si l'on veut, *par engouement*.

Je n'ignore pas que l'asphyxie *syncopale*, ou celle qui a lieu sans eau écumeuse dans les poumons n'est pas universellement admise, & qu'elle a trouvé une foule de contradicteurs du premier mérite. Je ne puis cependant la rejetter, & les gens instruits savent bien qu'il ne me manqueroit pas d'autorités, s'il en étoit besoin, pour l'établir. Je conviens que dès qu'un animal qui se noie lutte contre la mort, *veut*, & *a besoin de respirer* ; c'est l'eau qui le tue en s'introduisant dans ses poumons, au lieu de l'air qu'il cherche & qu'il lui faudroit ; mais aussi je crois à la possibilité de mourir dans l'eau & par l'eau *sans la moindre intromission de ce liquide dans les canaux aériens*, & j'ai du le dire. Au surplus, il seroit à souhaiter que cette croyance fût celle de toutes les personnes de l'art, elles n'en feroient que plus circonspectes lorsqu'elles auroient à prononcer dans la circonstance d'un procès criminel, sur le genre de mort d'un cadavre trouvé dans l'eau & soumis à leur inspection.

Les noyés qui n'ont éprouvé qu'une mort apparente, doivent être principalement ceux qui sont tombés dans une eau très-froide & avec une grande frayeur, cela est incontestable. On lit dans les Œuvres posthumes du célebre *Pouteau*, mon confrere, l'histoire d'un de nos concitoyens submergé au mois de janvier 1749, qui refta plus de trois heures enfeveli dans une riviere débordée & couverte de glaces , qu'un chirurgien de village eût le bonheur de ranimer après plufieurs heures de peines & de foins.

« Il paroît qu'au moment où ce voyageur fe vît précipité avec fa chaife de pofte au milieu des eaux, il fut faifi d'un fentiment de *terreur* & *d'effroi*, qui lui fit entreprendre de fe fauver du danger en caffant brufquement une glace de fa voiture & s'élançant par cette iffue.... qu'il fut furpris en même temps par le *froid glacial* de l'eau, froid qui, en concours avec l'affection la plus froide de l'ame, (la peur) fufpendit toute fonction vitale, celle entre autres de la refpiration , & mit cet individu à l'uniffon de vie avec les animaux qu'on plonge fans danger dans l'eau pendant leur fommeil d'hiver. » (page 18 , note 1.) Toutes les expériences mille & mille fois réitérées fur les animaux qu'on a noyé de force ne fauroient infirmer cette explication théorique, ni contredire le fait qui lui fert de bafe. Les animaux ne font pas fujets à la fyncope, ou du moins on n'a pas pu les mettre dans cet état pour procéder aux expériences ; la moralité eft nulle chez eux , &c. Faut-il donc s'étonner qu'on ait toujours trouvé de l'eau écumeufe dans leurs poumons? Dans ces effais chaque animal lutte *volontairement* contre la mort , il réagit dans l'ordre de fon inftinct, & dans cette lutte il doit néceffairement infpirer de l'eau jufqu'à ce que le *défaut d'air* ait jetté fa poitrine dans l'inaction la plus abfolue.

Sauvage dit avoir connu une petite fille que l'on retira d'un puits , froide, fans pouls , fans mouvement & fans fentiment, *fi bien qu'on la tenoit pour morte ;* que des frottements fur tout le corps avec des linges chauds fuffirent feuls à rappeller à la vie.... Qui ne voit que cette très-jeune perfonne, fortement faifie par la vive frayeur que lui occafionna fa chûte dans l'eau, du haut du puits, & jettée dans une vraie ftupeur par la grande fraîcheur de cette eau, a éprouvé à l'inftant même une forte d'engourdiffement létargique, qui a livré tous les refforts de la machine à l'immobilité la plus parfaite.

J'ai ouvert il y a long-temps un *noyé*, dans les bronches duquel je n'ai trouvé *aucune eau écumeufe*. C'étoit un homme affez robufte, fujet dès fon enfance à des accès d'épilepfie fi forts & fi fréquents qu'il étoit devenu comme imbécille. Dans un de ces accès, qui le furprit au bord de l'eau, il y fut précipité. Après quelques recherches, on parvint à l'en retirer, mais il étoit décidément mort, & tous les fecours d'ufage furent inutiles...... J'ai toujours penfé que l'efpece d'épilepfie qui fit noyer cet homme avoit été accompagnée d'un ferrement convulfif des mâchoires & d'une conftriction des narines, ou difons mieux, d'une convulfion tonique dans les mufcles qui fervent à la refpiration & dans le larynx même, qui avoit pu interdire tout paffage à l'eau. Déja privé d'une partie de fes facultés au moment où il tomba dans l'eau, ne peut-on pas préfumer que *l'épileptique* éprouva, par le contact de celle-ci, qui étoit très-froide, (c'étoit en hiver) un refoulement du fang à la tête, *(a)* vers laquelle il a déja tant de tendance à fe porter dans cette maladie, qui fit 'naître cette efpece d'apoplexie *compofée* que *Cælius Aurelianus* avoit déja reconnu & nommé *épilepfie apopleclique ?* De forte qu'il feroit très-vrai de dire que l'eau fans avoir pénétré dans le corps de l'homme, auroit occafionné fa mort en déterminant un embarras mortel à la tête. On fait que chacune de ces maladies féparément n'eft pas toujours auffi funefte ; mais c'eft leur enfemble que je confidere actuellement, & pourroit-on douter que leur effet fimultané fût capable de faire périr l'être le plus robufte ?.... Il faut voir dans la médecine-pratique de *Le Camus*, tome I, page 92, les effets de l'immerfion dans l'eau froide fur un homme qui avoit une fievre chaude, & l'affection foporeufe très-finguliere qui s'enfuivit.

Un Chirurgien de mes amis, aux lumieres duquel j'ai grande confiance, a fecouru efficacement, il y a environ 16 ans, le nommé *Bauche*, manœuvre à Mâcon, qui, furpris d'un accès d'épilepfie, fur le bord d'un bâteau, trébucha dans l'eau, d'où il fut retiré afphyxié. Parmi les fecours qu'employa mon confrere, il diftingua particuliérement ceux qui pouvoient réveiller l'action engourdie & fufpendue du principe de la vie, & exciter *par irritation*, le retour des fonctions vitales ; fes procédés eurent du fuccès, mais *Bauche*

(a) On peut expliquer cet embarras à la tête fans recourir à la rétroceffion des fluides de la periphefie au centre & à leur répulfion de bas en haut vers la maffe cérébrale ; il fuffit de fuppofer leur défaut de retour & leur flagnation dans ce vifcere frappé d'immobilité .... Dans certain cas on pourroit donc ne rencontrer aucune trace d'engorgement contre nature dans les vaiffeaux du cerveau, fans que cependant on fût en droit de nier une attaque d'apoplexie.....]

ne rendit aucune eau écumeuse... Ce fait, qui m'a été communiqué dans le tems, me fit répondre : » que le saisissement seul produit par le contact de l'eau , de concert avec l'état convulsif & tonique où se trouvoit l'épileptique à l'instant de sa chûte , avoit pû suspendre l'exercice des fonctions vitales , & occasionner aussi-tôt & brusquement l'asphyxie ; ce qui ne lui avoit pas permis de faire le moindre mouvement de respiration dans l'eau.

Il résulte de ces deux observations rapprochées , 1°. que si ces épileptiques eussent pris leur attaque hors de l'eau, le premier ne seroit pas mort , & le second n'en auroit pas eu les apparences ; 2°. que si le cadavre du premier eût été retiré de l'eau , loin des témoins de sa chûte , l'absence d'une eau écumeuse dans ses poumons (en se tenant inviolablement à ce phénomene) auroit fait présumer un meurtre antérieur à la submersion , & donné lieu à tous les malheurs attachés à notre maniere d'informer en matiere criminelle, &c.

M. *Evers* de Gottingue , a fait , en 1753 un grand nombre d'expériences sur des chiens & des chats noyés de force , & dans tous il a trouvé beaucoup d'eau écumeuse dans les bronches ; mais il n'en a point rencontré dans les bronches de deux ivrognes , noyés l'un en plein hiver & l'autre au milieu du mois de mars 1760 ; (tant la différence des individus peut mettre & met en effet une très-grande différence dans les résultats ,) ce qu'il attribue au saisissement excessif causé par l'impression du froid , & à l'état de stupeur où l'ivresse avoit mis ces malheureux.... *Roëderer* , professeur d'un grand mérite au même endroit , qui nous a rendu compte en 1760, des expériences de M. *Evers* , croyoit à l'impression stupéfiante & meurtriere de l'eau glacée , & nous avons vû (p. 21. not. b.) que c'est seulement quand elle a lieu que *M. Segner* pense qu'un noyé peut y rester asphyxié une ou plusieurs heures.

Mais , a dit un savant , il est plus vraisemblable que l'attaque apoplectique mortelle avoit précédé & causé la chûte de ces deux ivrognes dans la riviere , (*ce qui est dans l'ordre des choses possibles*) ces gens - là ont été submergés & non noyés, (*oui , si l'on ne veut reconnoître pour noyés que ceux en qui on trouve de l'eau dans les poumons.*) S'ils avoient fait une seule inspiration dans l'eau , ils auroient nécessairement eu de l'eau dans les bronches ; cela est incontestable.... (*nous l'accordons*) mais ils ont pu périr

D

dans l'eau & par l'eau fans y infpirer, fans attirer ce fluide dans leur poitrine, fans qu'à l'ouverture de leur cadavre on en ait trouvé la moindre trace dans les bronches, & c'eft ce qu'on nous contefte, ou du moins c'eft fur quoi on ne s'eft pas encore expliqué. Toujours nous ferat-il permis de croire que ces deux hommes ne font pas moins péris par cela même qu'ils font tombés dans une eau très-froide, dont la température contraftoit d'une maniere fi tranchante avec celle de leur corps ; & en accordant la *vraifemblance* d'une attaque apopleétique, il doit paroître vraifemblable auffi que hors de l'eau, cette attaque n'auroit pas été mortelle, c'eft la circonftance d'une chûte concomitante dans l'eau glacée qui les a fait fuccomber. Faut-il donc abfolument infpirer de l'eau pour être réputé noyé, & ne fuffit-il pas qu'on foit en droit d'accufer l'eau de la mort d'un fujet (à l'exclufion de toute autre caufe) pour affurer qu'il eft péri noyé ? On fent bien que je fuis loin de vouloir appeller noyés tous ceux qu'on retire de l'eau fans vie, parce qu'indépendamment de ce qu'ils peuvent y avoir été jettés après leur mort, il eft poffible qu'en y tombant ils aient heurté contre des pierres & autres corps durs qui les aient affommés ; il eft poffible qu'en tombant d'un endroit très-élevé dans un endroit où il n'y ait pas affez d'eau pour empêcher que leur tête n'aille frapper contre le fond du fable ou du gravier, ils aient fuccombé aux effets d'une commotion extrême. (a) La chûte même dans une eau profonde peut devenir funefte par l'effet de la violence du coup que rien n'a rompu ; il eft poffible encore que dans le bain une vapeur méphitique les ait fuffoqués, comme lorfqu'on échauffe l'eau fans précaution, au charbon dans le cylindre, &c. Ces mêmes accidents, hors de l'eau, leur auroient été tout auffi funeftes ; & dès-lors on doit les prendre en confidération dans les rapports juridiques, mais parmi ces poffibilités il en eft de fi difficiles à déterminer & à reconnoître qu'on ne fauroit prononcer avec trop de réferve.

(a) *Pouteau* penfoit qu'alors la commotion peut faire périr la perfonne fubitement, ou fufpendre les fonétions vitales fuffifamment pour empêcher les befoins de refpirer ; (*dès-lors point d'eau écumeufe dans les poumons du noyé, quoique retiré fous les yeux de ceux qui l'y ont vû tomber dans l'eau,*) & cette commotion, ajoute-t-il, n'a-t-elle point été la véritable caufe de l'apopléxie (*qui n'eft pas prouvée*) des deux ivrognes dont il a été parlé plus haut, qui fera furvenue par la chûte fans l'avoir précédée ?.. (*comment démêler ces circonftances accidentelles ? peut-on décider alors qu'il y a eu un meurtre antérieur à la fubmerfion parce qu'on n'obferve point d'eau dans les poumons du cadavre trouvé dans l'eau, & retiré loin des témoins de fa chûte ? &c.*)

Mais s'il eſt demontré qu'il puiſſe y avoir des noyés dont les poumons ne récelent aucun liquide ſpumeux, n'eſt-il pas permis de penſer que cette même écume peut ſe rencontrer dans des cadavres qui n'ont point été ſubmergés ? *Etmuller* l'a fait naître par un procédé mécanique que je dois rapporter. « Ayant injeƈté de l'huile de ſoufre dans la veine crurale d'un chien , l'animal reſpira avec peine pendant demi-heure , & cette difficulté augmenta au point qu'il étouffa & rendit *quantité d'écume* par la gueule & les oreilles. Le cadavre ouvert , il trouva *tous les conduits aériens remplis d'une écume ſanguinolente* , & les poumons gorgés d'un ſang noir & épais.... » Une injeƈtion moins copieuſe, l'emploi d'un acide moins fort & peut-être d'autres cauſes , tout auſſi éventuelles , auroient pû, en faiſant également périr l'animal , n'occaſionner qu'une excrétion bronchique , purement écumeuſe & nullement teinte de ſang. Au reſte, j'ai auſſi trouvé dans des noyés l'eau écumeuſe parfois ſanguinolente, L'expérience *d'Etmuller* prouve toujours que pluſieurs cauſes accidentelles & maladives peuvent donner lieu à cette écume, regardée comme ſigne pathognomonique & eſſentiel de ſubmerſion.

Ceux qui périſſent de morts violentes & ſubites , ſoit par l'effet des différents gaz méphitiques , ſoit par une attaque de cette eſpece d'apoplexie connue ſous le nom de *ſereuſe*, rendent ſouvent beaucoup d'écume par la bouche , & la trachée–artere, ainſi que ſes diviſions en ſont également remplies. Cette écume provient , on n'en ſauroit douter , de la reſpiration pénible , ſtertoreuſe & entrecoupée qui a toujours lieu dans les derniers moments de la vie., & des efforts que la nature ſuſcite alors pour ſoulever le poids énorme qui l'opprime , & lutter contre la cauſe qui anéantit ſes reſſorts. Par cette aƈtion redoublée des poumons , ou diſons mieux, par ces derniers efforts de leur part , une petite portion d'air (qui n'a pû être entiérement expirée) eſt fouettée, pour ainſi dire , dans les voies aériennes avec le fluide naturel à ces parties , ou , en d'autres termes , avec l'eſpece de vapeur excrétoire qui s'en échappe ; (qui eſt la tranſpiration pulmonaire) d'où réſulte évidemment l'écume, cette cauſe matérielle qui ſe trouve pour lors dans les tuyaux bronchiques.

Avicenne, Médecin Arabe du onzieme ſiecle , a trouvé dans le cadavre d'un homme mort de la vapeur du charbon allumé, *la trachée-*

artére , & les bronches remplis d'une humeur gluante & écumeufe.

Hartman, Médecin de Nancy, a obfervé dans le cadavre d'une femme , victime de la même caufe , *les bronches & la trachée-artere remplies d'une humeur glaireufe & écumeufe , la glotte en etoit même bouchée.....*

Morgagny & de Haën, rapportent des procès-verbaux d'ouverture de cadavre de perfonnes mortes de maladies aiguës , dans les poumons defquelles il s'eft trouvé *beaucoup d'eau écumeufe.....* Il n'eft peut-être pas inutile de dire ici que *de Haën* ayant mis dans l'eau trois cadavres de pendus , il a trouvé dans la *trachée-artere* & dans les *bronches* une *eau écumeufe* ; ces expériences , dont il a rendu compte en 1778 , font poftérieures à toutes celles qui ont été faites à ce fujet. (1)

Fabrice de Hilden fait mention d'un jeune homme en qui l'on trouva toutes les parties des poumons pleines d'une *humeur aqueufe & vifqueufe.*

S'il m'étoit permis de venir à la fuite de ces grands obfervateurs , je dirois qu'ayant ouvert dans les hôpitaux , foit de la Rochelle , foit de Lyon , plufieurs fujets morts d'une œdématie aux poumons , d'une forte d'infiltration parenchymateufe de ce vifcere , (quelquefois l'effet du fcorbut , mais le plus fouvent celui de la rentrée de quelque éruption extérieure , & toujours accompagnée d'une oppreffion extrême , & d'une agonie longue & pénible) j'ai rencontré les poumons pâles , bourfoufflés & fort gênés dans la cage offeufe du thorax , le diaphragme abaiffé vers l'abdomen ; ce dernier foulevé & la trachée , comme fes divifions & fous-divifions , gorgées d'une humeur fereufe , battue & mêlée avec des bulles d'air.....En exprimant les bronches gonflées & dilatées , il en exfudoit réellement une humeur écumeufe , &c. Je ne parle pas de l'enflure des bras & de l'extérieur de la poitrine , ni d'autres défordres concomitants , je m'arrête feulement au phénomene qui auroit pû en impofer pour un cas de fubmerfion.

En accordant l'identité de cette écume , réfultante de la maladie , avec celle qui conftitue l'afphyxie de fubmerfion *par engouement des*

(a) Ratio medendi , in nofocomio practico , tomi octavi , pars fecunda , partem XV. complectens , 1778 , Cap. 2. *De Haën* y parle des expériences faites à Lyon , auxquelles il oppofe les fiennes.

voies aériennes , on ne manquera pas d'avancer que l'état des poumons , dans le premier cas , indiquera quelle en est la source. Mais un homme dont les poumons sont viciés , remplis de tubercules , d'hydatides , de pierres , &c. ou gorgés d'une humeur bronchique , visqueuse , sereuse , sanieuse , battue & agitée par une respiration aussi courte que laborieuse , comme dans l'asthme humide , &c. peut périr dans l'eau accidentellement , à une distance peu éloignée du terme auquel la maladie devoit terminer ses jours. Comment alors reconnoître & différencier dans les tuyaux bronchiques l'écume , (effet prétendu immédiat de la submersion & la cause de mort) de la viscosité écumeuse que la lézion organique des poumons y a accumulé ? Leur confusion peut jetter dans l'erreur. Si l'état pathologique de ce viscere dépose en faveur d'une maladie antérieure à la submersion , on sera forcé de convenir aussi que ce sujet , qui avoit en lui les causes prochaines & inévitables de sa destruction , a pû cependant en hâter le terme en se jettant à l'eau. Comment alors asseoir un rapport décisif & lumineux ? Ici on pourroit tomber dans une erreur contraire à celle que j'ai fait entrevoir plus haut , & prononcer en faveur de la non-submersion , lors même que la submersion auroit eu lieu. *Pouteau* (œuv. posth. l. 2. p. 184.) n'a pas voulu voir ce concours fortuit , mais très - possible , chez un noyé , d'une congestion froide , glutineuse & aqueuse dans les routes bronchiques avec l'eau spumeuse que le submersion y ajoute ; & ce qu'il dit à ce sujet est bien loin de pouvoir nous garantir de la méprise que je redoute.

Si l'on est forcé d'admettre ces deux modes de mort dans les noyés , *l'asphyxie de crainte & de saisissement , & l'asphyxie par engouement* , ne semble-t-il pas que dans le premier cas il ne s'agit que de faire usage des irritants , tant virtuels que mécaniques , capables d'agacer les nerfs , de provoquer leur sensibilité & de rallumer le feu vital , afin de rendre aux solides leur jeu , aux fluides leur cours & rappeller à leurs fonctions primitives le cœur , les poumons , &c. ? Dans le second cas il faudroit de plus des secours propres à extraire l'écume obstruante ; cette cause matérielle qu'il importeroit , ce semble , de détruire avant de penser , ou tout au moins en même tems qu'ons'occupe à susciter le principe vital par l'entremise des nerfs qu'on est autorisé à stimuler de toutes les manieres.... Et comme il arrive souvent dans ces deux circonstances que les secours renfermés dans la boîte - entrepôt font fans effet , ne se-roit-on pas fondé à s'adreffer à des moyens plus énergiques que l'homme de l'art, verfé dans l'exercice de la chirurgie , feroit feul en état de faire valoir ?

Ici l'on ouvriroit la poitrine de l'un ou des deux côtés par une incifion femblable à celle que l'on pratique dans l'opération de l'*empyeme*, & l'on porteroit à travers la plaie un corps obtus, irritant même, fur la furface du poumon, pour l'agacer immédiatement & le fortir de l'inertie où la crainte & l'impreffion vive du froid l'ont plongé ; il conviendroit auffi de diriger le moyen d'irritation vers le diaphragme, ce balancier animal , afin de lui donner l'impulfion néceffaire à la reprife de fes mouvements.

Là on inciferoit la trachée-artere comme dans la *bronchotomie*, pratiquée pour extraire un corps étranger, & à la faveur d'un tube approprié, introduit avec précaution dans cette ouverture , on *afpireroit*, c'eft-à-dire, on tireroit à foi, par une efpece de fuccion, l'eau écumeufe On pourroit adapter à ce tube le fiphon d'une feringue-afpirante ou le *pyoulque*, pour pomper, à la maniere des *pfylles*, ce qui feroit moins dégoûtant pour l'opérateur ; il faudroit avoir l'attention de boucher la plaie en même temps, dans le contour du tube, afin que l'air extérieur n'y ait aucun accès, fans quoi le *pyoulque* n'auroit point d'effet.

Il feroit avantageux de fouffler un peu l'air chaud (*a*) dans la

---

(*a*) Il eft bien reconnu que l'air qui a fervi à la refpiration a déja beaucoup perdu de fon reffort & de fon élafticité, (*Hal. ftat. de anim.*) & les phyficiens modernes affurent qu'il eft plus ou moins méphitique. (N°. 4, page 10.) Mais ce méphitifme eft-il bien réel, a-t-il été fuffifamment conftaté ? *M. Sage* affure qu'au fortir des poumons l'air expiré n'eft plus qu'un acide délitéré capable de donner la mort , &c. Comment concilier cette affertion avec ce qui fe paffe chaque jour dans les embraffements affectueux que l'amour fuggere & que favourent à longs traits deux jeunes cœurs embrafés, nouvellement de ce feu divin ? Eft-il un mortel qui ne connoiffe l'attrait du fouffle amoureux ? Voyez cet amant fortuné recevoir avec ivreffe dans fa poitrine brûlante l'haleine careffante & douce d'une amante adorée. Ses levres de rofe s'épuifent en fa faveur & lui envoient par torrent ce fouffle vivifiant qu'il eft bien loin de regarder comme une fource de deftruction. Jamais , non jamais la tendre paftourelle n'a fait trouver fur fa bouche riante le germe de la mort.... Suivant le même *M. Sage*, la portion d'air reftée dans les poumons de l'animal qui fe noie, venant à s'y décompofer, il en réfulte un acide méphitique qui fait ceffer les fonctions de ce vifcere ; delà l'afphyxie , &c. mais je dois le répéter ici , c'eft plutôt le *manquement d'air* que fa qualité viciée qui tue les noyés par l'interruption de la circulation qu'elle entraîne. Les pêcheurs de perles dans l'*Océan Indien* reftent long temps fous l'eau fans que le méphitifme qui devroit s'engendrer néceffairement dans leur poitrine les empêche de reparoître, & tous les jours nous voyons d'excellents plongeurs refter plus

poitrine, par ce même tube, pour divifer & rompre l'écume
obftruante que l'on afpireroit enfuite, ayant foin de faire fuccéder
ainfi ces afpirations & ces infufflations jufqu'à ce que les voies
pulmonaires fuffent débarraffées & que l'organe où elles aboutiffent
pût fe remettre en jeu pour exécuter fes fonctions accoutumées...
Quelques frictions & de douces preffions, faites alternativement
fur la poitrine & le ventre, (le plus fouvent de bas en haut) con-
courroient efficacement à faciliter le développement des poumons
& la fortie des matieres qui les obftruent, comme à mettre en
action le diaphragme, &c. (a).

Mais ces opérations, quoique fimples & faciles dans leur exécution, quoiqu'exemptes d'inconvénients & de dangers pour le
fujet, s'il revient à la vie, pourroient paroître à la multitude
cruelles & hafardeufes & d'un foible mérite. Toutes deux femblent
compromettre effentiellement l'individu qu'on y foumet ; l'un le
faifit au devant du gofier & l'autre l'attaque près de la région du
cœur. Le public, fi fouvent mal inftruit & toujours prévenu,
pourroit donc s'en effrayer, &c. le chirurgien-infpecteur feroit feul
capable de le raffurer. Eclairé par l'habitude & l'expérience, il
reconnoîtroit mieux qu'un autre fans doute, la caufe actuellement
exiftante de l'afphyxie du noyé confié à fes foins, & fauroit déterminer à l'inftant l'efpece de fecours qui mérite la préférence ; il
ne laifferoit pas échapper fur-tout le moment favorable pour procéder à l'une ou l'autre de ces opérations, auffi-tôt qu'il auroit
reconnu l'inutilité des fecours d'ufage, (ceux dont nous avons
fait le récenfement §. II,) & s'il n'y avoit pas trop de temps
écoulé depuis que le fubmergé auroit perdu la vie, il y a tout lieu

---

long-temps au fein des eaux, *fans reprendre haleine*, qu'il n'en faut fouvent pour noyer
décidément un homme, donc, &c. plufieurs anatomiftes ont penfé que, chez ces fameux
plongeurs, le trou ovale, dit *de botal*, s'étoit confervé & permettoit au fang, qui devoit
paffer par les poumons, d'enfiler la route qu'il avoit fuivie dans le fein de la mere.

(a) J'ai indiqué, il y a 13 ans, avec beaucoup plus de détail comment on doit procéder à cette refpiration *artificielle* dans une lettre à M. *Proft de Royer*, lieutenant de
police, & de l'académie de cette ville, *fur les moyens de rappeller à la vie les enfants
qui paroiffent morts en naiffant ;* in-4°. diftribuée dans cette généralité, au mois d'octobre
1777. — J'en ai auffi traité dans le Journal de médecine, cahier du mois de mars 1778,
page 281 & fuivantes..... En général, on doit craindre qu'une infufflation trop forte
& trop continue s'oppofe à la fortie de l'air, à ce que le mouvement d'expiration ait lieu,
Eft modus in rebus, a dit Horace.

de croire qu'il réuffiroit à la lui faire recouvrer. (a) Il feroit à défirer que dans l'affiche annuelle (article IX, page 20,) MM. nos magiftrats, en défignant le chirurgien-infpecteur, l'invitaffent à ne négliger aucun des fecours de l'art., à tenter les plus énergiques & les plus cruels en apparence, & lui en fiffent même un devoir, lui enjoignant *nommément*, de ne pas différer de recourir à ces opérations chaque fois qu'il les jugeroit utiles.... Y a-t-il un citoyen qui ne comprenne d'avance tout le bien que pourroit pro-curer une pareille entreprife, & fauroit-on trop y engager ceux qui peuvent la mettre en pratique?

Les deux opérations que je propofe n'ont pas encore été prati-quées dans la circonftance & dans l'intention que j'énonce ici. Il eft peut-être réfervé aux chirurgiens de Lyon de les tenter les premiers, & à vous, Messieurs (les membres de l'académie,) qui éclairez la patrie, d'en fournir l'occafion & d'en faciliter les moyens ; car je me perfuade toujours que la réclamation d'un corps fcientifique auffi recommandable ne fauroit être ftérile auprès de nos officiers municipaux..... La connoiffance intime de la caufe matérielle qui engorge les poumons & les conduits trachéaux des noyés dans *l'afphyxie avec matiere*, & la certitude phyfique que des efpeces de fuccions & des infufflations répétées & alternative-ment employées la détruiront & en procureront l'expulfion, n'au-torifent-elles pas fuffifamment l'homme de l'art à recourir à la *bronchotomie ?* ...... La néceffité de ftimuler puiffamment & d'a-gir directement fur les poumons eux-mêmes, ne nous fait-elle pas auffi une loi, dans *l'afphyxie fans matiere*, de pratiquer l'*empyeme* à la poitrine ?..... Dans des cas auffi graves, auffi preffants, & qui réfiftent fi fréquemment à tous les fecours connus, feroit-il per-mis de négliger ceux qui promettent plus d'effet, autant par leur activité qu'en ce qu'ils vont directement à la caufe & conduifent à l'organe effentiellement & primitivement affectée ? Quoique ces deux fecours foient en apparence privativement appropriés à l'une & à l'autre efpece d'afphyxie que nous avons reconnu, je ne vois pas de raifons qui empêchent, en certaines circonftances, de les mettre tous deux en ufage à la fois. C'eft à la fagacité de l'officier de

---

(a) On évalue au moins à fix heures le tems que le voyageur dont parle *Pouteau* , eft refté fans aucune apparence de vie. Voyez pages 22 & 23.

fanté

fanté à démêler les cas où il lui fera permis de les faire concourir enfemble.

C'eft ainfi que je m'exprimois dans mon mémoiie de 1786 , au fujet de deux opérations que je propofois pour combattre l'afphyxie des noyés. Voici ce que je crois devoir ajouter.

L'écume , regardée comme un figne indicatif affuré de fubmerfion , & que j'ai confidéré comme une caufe matérielle formant une efpece particuliere d'afphyxie , que j'ai nommée *par engouement*, cette écume, dis-je, eft-elle bien réellement une caufe de mort chez les noyés ? n'eft-il pas plus naturel de regarder cette introduction de l'eau dans les routes pulmonaires plutôt comme caufe fecondaire de mort que comme caufe principale ? Le flûide dans lequel fe noie un animal ne le fait périr qu'en interceptant l'accès de l'air dans les poumons ; cette derniere caufe eft l'effentielle & *l'immédiate*. La formation de l'eau écumeufe n'eft qu'un acceffoire , ou , fi l'on veut , un accident de *complication ;* car fi cet acceffoire avoit lieu en plein air , la mort ne s'enfuivroit pas inévitablement. Des expériences faites récemment fur des animaux prouvent qu'ils ont pu vivre après des injections dans leurs poumons d'une quantité de liquide fupérieure plus qu'au double à celle qu'on a rencontré dans les animaux noyés tout exprès. D'ailleurs il eft arrivé quelquefois que , fans la leur faire rejetter & avant qu'on ait débarraffé les voies aériennes de la plus grande partie de cette eau écumeufe , on avoit réuffi à les rappeller à la vie , la petite quantité qui refte ayant été facilement rendue , lorfque la refpiration a été rétablie. (*a*)

(*a*) Le fubmergé meurt *fuffoqué* dans l'eau par le défaut d'air qu'il appette inutilement, & de la même maniere qu'il périt étouffé entre deux matelats ou dans la machine du vuide, c'eft-à-dire , par un réfultat commun , (l'interruption de la circulation & la ceffation de toutes les fonctions vitales) avec cette différence que dans les deux derniers cas il n'infpire & ne peut rien infpirer ; au lieu que dans le premier , par les efforts qu'il fait en luttant contre le befoin d'infpirer de l'air , il attire de l'eau dans le vide de fa poitrine agitée , laquelle devient bientôt écumeufe par le jeu convulfif & forcé des poumons .... mais cette entrée de l'eau eft fecondaire à la privation de l'air , elle eft une circonftance concomitante & fubfidiaire de mort , mais non une condition , *fine quânon*. Quand cette infpiration aqueufe , dernier acte de la refpiration , n'auroit pas eu lieu fucceffivement , l'animal n'en feroit pas moins péri *par fuffocation* ... J'ai fait d'ailleurs connoître des circonftances capables d'abolir ou de fufpendre , *ex abrupto* , toute fonction des poumons , foit qu'ils fe trouvent dans l'état d'infpiration ou d'expiration ; conféquemment on n'eft nullement fondé à vouloir toujours trouver de l'eau écumeufe dans les poumons des noyés. ....

E

Ces confidérations qui font puiffantes aux yeux des juftes appréciateurs des chofes, me portent à croire aujourd'hui que cette écume eft d'une foible importance, & qu'on ne doit pas. Tant s'en occuper dans le traitement des noyés. L'indication majeure, effentielle & peut-être *unique* dans ces circonftances; (& fans doute auffi dans toute afphyxie, de quelle caufe qu'elle provienne), eft d'agir fortement fur les nerfs, de les exciter & de réveiller leur action pour remettre en jeu les organes vitaux. Tant qu'il refte encore une étincelle de vitalité, on a l'efpoir de la rappeller à fes droits primitifs ; la ceffation de la fenfibilité & de l'irritabilité des folides, ou leur défaut d'aptitude à redevenir fenfibles aux impreffions des aiguillons extérieurs en eft le terme; de même que la reftitution ou le réveil de cette impreffionabilité eft l'annonce de fon retour, en même temps que le garant du fuccès des moyens curatifs. L'abfence de toute chaleur eft une entrave de plus, & peut-être un fymptôme d'une nullité abfolue de vie, comme la confervation de la moindre chaleur poffible eft d'un bon augure.

Il faut convenir qu'il eft difficile, peut-être même impoffible, de déterminer combien de temps la ftimulabilité des nerfs peut être engourdie fans être détruite, la chaleur du corps étouffée fans être éteinte, ou l'un & l'autre abfolument anéantis, fans que les parties aient perdu la faculté de les recouvrer, ou de maniere qu'il foit au-deffus des efforts de l'art de les leur reftituer.... Ce qu'il y a de certain, c'eft que c'eft dans les parties internes, au centre des organes, que ces deux propriétés fe réfugient en quelque forte, & fe confervent le plus long-temps. C'eft donc dans ce dernier retranchement qu'il faut les fuivre, c'eft dans cette région profonde qu'il faut aller les provoquer, & c'eft là feulement où l'inutilité reconnue des ftimulants autorife à ceffer tout fecours....

On peut fe procurer tous ces avantages fans recourir aux procédés opératoires dont j'ai parlé plus haut, fans pratiquer aucune entamure extérieure. A l'aide des voies naturelles, il eft facile de diriger à l'intérieur les irritants pour atteindre les dernieres lueurs de la vie animale qu'il s'agit de reffufciter & d'accroître. Ces irritants feront dirigés vers les *routes aériennes*, ou portés fur les *voies alimentaires*.

Pour remplir la premiere intention, il faut, par une exploration adroite habilement combinée avec la configuration des parties, porter au fond de la bouche, derriere l'épiglotte, une *fonde de gomme élaftique*, conformée comme une algalie pour hommes, & l'introduire dans la trachée-artere. *Hippocrate* connoiffoit cette reffource pour les cas où la refpiration devenant difficile ou prefque nulle, comme dans certaines efquinancies, on doit fuppléer par des fecours mécaniques, à une fonction dont la longue fufpenfion eft la mort. Deux canules placées à chaque commiffure des lévres, & dirigées dans l'arriere-bouche vers l'ouverture de la glotte, lui fervoient à conduire l'air dans la trachée-artere. *Fiftulas item detrudere convenit juxta maxillas, quo fpiritus ad pulmonem trahatur.* (De morb. lib. III., N°. 11). Le pere de la médecine femble même penfer que ces tuyaux, en établiffant une libre communication entre l'atmofphere & la trachée-artere, faciliteroient le dégagement du poumon & la fortie des matieres qui l'engouent, *& faciendum uti quam citiffimè fpuat, & pulmo gracilis fiat.* Il faut en effet un certain volume d'air pour enlever les crachats....

A la faveur d'une fonde creufe, ainfi placée, on fera parvenir jufques dans les poumons mêmes l'air atmofphérique, par le moyen du foufflet, ou le foufflé animal, ou de l'air vital. On pourra encore y faire pénétrer les vapeurs de quelque eau fpiritueufe très-forte, du tabac brûlé, de l'efprit volatil de fel ammoniac, &c. qu'il fuffira de préfenter à l'extrémité externe du tube, auquel on adaptera pour lors un évafement convenable: on aura enfin toute facilité pour fe fervir du *pyoulque* (pag. 30), fi l'embarras fpumeux, plus conféquent, mérite qu'on s'en occupe; car l'écume, en tant que *complication*, commande encore parfois des égards. Je l'ai rencontrée quelquefois très-abondante. Je l'ai vu donner lieu confécutivement aux accidens péripneumoniques, & à un rhume catarrheux humide, ce qui dépofe en faveur d'une congeftion froide, féreufe, vifqueufe & profonde dans les poumons. Mais les gens inftruits n'ignorent pas avec quelle célérité la tranfpiration pulmonaire & cutanée reflue vers l'intérieur de la poitrine dans les cas d'impreffion brufque de froid. L'origine de cette écume abondante pouvoit donc ne pas provenir toute entiere de l'élément humide dans lequel les fujets avoient péris.

En fuppofant qu'il ne fût pas poffible d'ouvrir la bouche du noyé, il faudra porter la fonde par l'une des narines, & la plonger

dans la glotte qui forme l'ouverture fupérieure du conduit tra-
chéal, (n°. 4, pag. 10 & 15), ce qui ne fe feroit pas fans difficulté fur le vivant.

Pour diriger l'action des irritants fur les voies digeftives, on fe fer-
vira également d'une *algalie* ou *catheter* de gomme élaftique, qui fera
introduite dans l'œfophage, par la bouche, fi on peut l'ouvrir,
ou par une des foffes nafales, dans le cas contraire..... On intro-
duira les inftruments, par ces diverfes voies, d'autant plus aifément & plus profondément, que, vû l'état paffif & nul du fujet,
on n'aura point à appréhender la conftriction des mufcles & des
parties *frottées*, ni les effets de la fenfibilité & de la douleur.

Les chirurgiens qui favent par quel procédé on peut nourrir les
malades quand les dents font ferrées & qu'il y a impoffibilité d'é-
loigner les mâchoires, ne feront pas embarraffés dans le cas qui
nous occupe, fur le choix d'une fonde flexible & recourbée, &
fur la maniere de la mettre en place, afin de conduire immédiatement, des foffes nafales dans le pharynx, des véhicules chargés
de principes ftimulants. On a imaginé une canule à deux cour-
bures, difpofée à peu près comme une S romaine, à laquelle on
a donné le nom d'*entonnoir na{zo-pharyngien*, qui eft bien propre
à favorifer par cette voie, l'introduction des fubftances liquides
dans l'eftomac. (Journ. de Méd. t. 34).

Il ne feroit pas difficile enfuite de faire parvenir dans l'intérieur
de ce vifcere des irritans par le fecours des *injections*. On pourra
s'adreffer à l'eau-de-vie camphrée, au vinaigre radical, à l'alkali
fluor, à l'émétique, &c. étendus dans plus ou moins d'eau, &
même à l'urine pure. Ceux qui favent que *M. Bacher*, habile médecin de Paris, a obfervé une afphyxie caufée par l'agacement de
l'eftomac qu'avoit produit l'émétique donné à trop haute dofe,
ne douteront pas qu'une vive irritation de ce vifcere, ne foit capable d'éveiller tout le fyfteme nerveux & de le fortir de l'état
d'engourdiffement & d'inertie dans lequel la fubmerfion l'a plongé.

Plufieurs Phyfiologiftes ayant prétendu que les inteftins font,
de toutes les parties du corps, celles qui, par leur fituation in-
térieure & leur organifation particuliere, confervent le plus long-
tems de l'irritabilité, on fe gardera bien d'omettre les fecours
propres à les ftimuler que nous avons rapporté plus haut (n°. 12.
page 12) & fi l'on eft inftruit des heureux effets *qu'Heifter & Pott*

ont obtenu des clifteres de *fumée de tabac* dans les maladies les plus défefpérées , dans les hernies étranglées , &c. de leur fuccès en Hollande, en Angleterre & même en Allemagne dans les *afphyxies des noyés ,* on infiftera de préférence fur ce genre de fecours pour l'irritation qu'il s'agit ici d'obtenir.....

Il eft fans doute fuperflu de dire que ces derniers fecours , *dirigés vers l'intérieur* , loin d'exclure les autres moyens propres à faire naître de la chaleur, à réchauffer le fubmergé , demandent au contraire leur concomitance pour en affurer le fuccès. En général les moyens irritants , pour être efficaces , doivent produire de la chaleur ; auffi ceux qui de leur nature font chauds , doivent-ils tenir le premier rang ; (a) tels font les derniers dont nous venons de parler. p. 34. & fuiv.

Suite du mémoire de 1786. Ne craignons pas de rappeller une condition effentielle dont l'humanité feule fait une loi bien expreffe pour tout homme fenfible , c'eft de ne pas abandonner un noyé qu'après avoir infifté long-tems fur l'emploi des fecours convenables. Ces fecours , comme nous l'avons vu §. II. font très-variés ; ils doivent être employés tantôt fucceffivement , tantôt fimultanément & toujours continués avec beaucoup de perfévérance. Il faut mettre dans leur adminiftration une forte d'opiniâtreté , feule capable de nous les faire apprécier & de limiter notre efpoir. On fait que par cette conftance bien entendue , on a fauvé plus d'un noyé du trépas auquel on le croyoit condamné pour toujours ; il ne faut donc pas fe rebuter ; celui qui cherche l'infaillibilité dans les remedes de la médecine ne la trouvera pas.

Mais en fuppofant tous les procédés énoncés inutiles , & toutes les tentatives infructueufes , comme la ligne de démarcation entre une mort apparente & une mort réelle eft difficile à faifir , & le plus fouvent imperceptible aux yeux mêmes les plus clairvoyants , ne feroit-il pas à propos de foumettre le cadavre à quelques-unes de ces *épreuves chirurgiques* , qui , fans offenfer les organes effentiels à la vie , en permettroit le retour s'il devoit avoir lieu , & dans le cas contraire , donneroit l'affurance que la mort eft certaine ?

(a) Il faut du *feu* , de la *chaleur* pour ranimer tous les corps. On fait comme reffufciter les poulets & les oifeaux en les réchauffant ; on révivifie les plantes languiffantes par la douce chaleur du *fumier.* Voyez la note *a* , pag. 18.

Le chirurgien-infpecteur, qui feroit convaincu de l'utilité, de la néceffité même de cette épreuve, fe garderoit bien de la négliger, ainfi que les autres perfonnes de l'art qui pourroient être appellées. Mais il feroit de la fageffe de MM. nos Confuls & de leur amour pour leurs concitoyens d'en faire une obligation à l'officier de fanté dans le réglement qui interviendroit. (p. 17. & fuiv.) On placeroit en conféquence un *cautere actuel* (a) dans chaque *boîte - entrepôt* pour en ufer au befoin.

J'ai vu le mal à réformer & le bien à faire, & j'ai cru, en ma qualité de *citoyen*, devoir vous préfenter, Messieurs, le tableau de l'un & de l'autre. Si mon travail peut fervir à perfectionner un établiffement fi néceffaire dans une grande Ville dont les murs font arrofés par deux rivieres, je ferois trop dédommagé du peu de peine qu'il m'a coûté, je ferois heureux & mon cœur fatisfait d'avoir pu être utile à ma patrie, ne foupirera déformais qu'après l'occafion de la fervir encore. (b)

Nifi utile eft quod facimus , ftulta eft gloria.
PHŒD.

(a) Inftrument de fer, folidement emmanché & terminé par une plaque différemment figurée, que l'on fait rougir pour l'appliquer de préference fous le plante des pieds, comme le recommande *Lamifi*.... *Pouteau* veut qu'on faffe brûler en même temps un *moxa* fur la région de l'eftomac ; des phyficiens ont confeillé *l'electricité* & même la commotion la plus forte en ce dernier moyen a été indiqué non-feulement pour conflater la mort, mais comme curatif de cet état. De nos jours on a propofé la *transfufion ;* la *chirurgie infufoire* a auffi trouvé des partifans.... J'aimerois bien mieux, à l'exemple de *Rhafés*, faire frapper vigoureufement avec des verges fous la plante des pieds ; procélé par lequel il a réuffi à rappeller à la vie un homme de *Cordoue* que la mort fembloit avoir frappé fubitement ; ces percuffions qui font de vraies *douches feches*, ne font pas à négliger, nous en avons déja parlé, n°. 13. pag. 13. *l'urtication* & les *piquures* avec des aiguilles ont été auffi confeillées. Pour moi j'aurai confiance aux *ventoufes fcarifiées* fur les mamelles, ou au-deffous, fuivies d'une *torréfaction* avec l'huile bouillante. *Winflow* préféroit la *cire d'Efpagne* fondue, mais j'ai reconnu l'infidélité de ce moyen fur un afphixié que je fuis parvenu à ranimer, quoiqu'il eût été infenfible fous plufieurs cachets.

(b) Me fera-t-il permis de dire ici que c'eft fur ma réclamation faite en feptembre 1785, contre les cantiques nocturnes, que le crieur de ville a perdu la faculté de troubler le fommeil de toute cette cité par des chants lugubres, & le trifte fon d'une cloche ; ce *réveille-matin* a fait périr une dame en couche à cette époque ; c'eft ce qui me porta à le dénoncer au Commandant de cette ville. C'étoit encore là un des abus de l'ancien régime, (voy. le journal de Lyon du 12. octobre 1785. n°. 21.)

L'année fuivante, j'ai provoqué une ordonnance de police qu'il feroit bien à fouhaiter qu'on exécutât à la rigueur. Voici le fait qui y donna, lieu. Le 26 juin 1786, vers les 5 heures du foir une petite fille de 9 ans, allant rejoindre fa mere blanchiffeufe, qui

P. S. Il arrive fouvent que les gens de l'art ; comme les citoyens zélés qui viennent au fecours des noyés , ne font pas inftruits des objets contenus dans la *boîte-entrepôt*, ce qui ne leur permet pas de mettre dans leurs procédés tout l'ordre & toute la méthode néceffaires ; il conviendroit donc d'en offrir tout de fuite le tableau , afin qu'ils puiffent fe déterminer à agir avec connoiffance de caufe , & employer de préférence tel ou tel fecours , & tout d'abord, rélativement aux indications qui paroîtront les plus inftantes à remplir. Ce tableau feroit imprimé & colé dans l'intérieur du couvercle de la boîte , à côté de l'avis publié en 1772 , par MM. les Prévôt des marchands & Echevins de Paris fur les noyés , & conçu comme il fuit :

ÉTAT des Uftenfiles & Médicaments contenus dans la boîte-entrepôt de Lyon.

USTENSILES ET MACHINES.

N°. 1. Une Machine fumigatoire avec fon foufflet & deux tuyaux de cuir , à fa mefure , terminés par une canule.

2. Un fecond foufflet , tous deux à double vent.

3. Une feringue à lavement avec fa canule renfermée dans le manche.

4. Une petite feringue d'étain *à injection*.

5. Une canule à bouche dont le milieu eft de peau.

6. Un plat ou baffin de fer-blanc battu.

7. Une broffe commune.

---

lavoit dans un de ces bâteaux , vulgairement appellés *Plates* , & traverfant la planche qui y conduit , fe laiffa tomber dans la Saône avec fon frere moins âgé, qu'elle tenoit par la main ; le petit garçon fut retiré à l'inftant plein de vie , mais la fille n'ayant pu être trouvée que demie heure après , je lui adminiftrai inutilement tous les fecours d'ufage avec M. *Brion* pere, mon confrere, chez M. *Bernard* cafetier, où fe trouve un dépôt de fecours , & dont la *boîte-entrepôt* étoit en fort mauvais état... J'informai M. le lieutenant de police de cet événement malheureux , en établiffant la néceffité d'affu-jéttir les propriétaires des ces *Plattes* de faire placer fur les planches qui y conduifent , des gardefous de 3 pieds de hauteur avec des traverfes de demi pied en demi-pied, afin d'éviter de pareils malheurs, qui peuvent fe renouveller tous les jours.... Sur quoi eft intervenue une ordonnance de ce magiftrat, le 7 juillet fuivant, conforme à mes defirs.... & cette ordonnance il s'en faut bien qu'elle ait eu tout fon effet !

8. Deux ventoufes, une de verre, l'autre de corne.
9. Deux éponges.
10. Une ou deux algalies de gomme élaftique.
11. Plufieurs plumes à longue barbe.
12. Plufieurs tuyaux ou canons de Plume.
13. Un pinceau.
14. Un ou deux fils de fer.
15. Des morceaux de liege taillés de différente grandeur, &
    de l'épaiffeur de la tige de la canule à bouche. — Ces
    fix derniers objets renfermés dans un carton plat.
16. Une cuiller de fer étamée.
17. Un bouton de feu ou cautere actuel.
18. Un petit thermometre.
19. Un bonnet.
20. Deux frottoirs.   } en laine.
21. Une couverture en forme de tunique.
22. Une bande à faignée & quelques compreffes.
23. De la filaffe & des étoupes en fuffifante quantité.
24. Plufieurs morceaux d'amadou & un briquet garni.

MÉDICAMENTS ET DROGUES.

25. Une bouteille d'eau-de-vie camphrée.
26. Une bouteille de vin émétique trouble.
27. Un flacon d'alkali-volatil fluor.
28. Un flacon de vinaigre radical.
29. Un flacon de fel de tabac.
30. Une boîte de poudre fternutatoire.
31. Une boîte de paquets d'émétique.
32. Trois ou quatre cornets de tabac à fumer.
33. Plufieurs morceaux de favon.
34. Un nouet de foufre & de camphre.
35. Enfin dans les dépôts, quand le local le permettra, il y aura
    une paillaffe piquée, ou tout au moins une balouffiere.

Tous ces différents objets feront *numerotés* & *étiquetés* autant
qu'il fera poffible, ce qui donnera des facilités, non-feulement
aux perfonnes qui fecourent les noyés, mais encore à celles qui
prendront foin de la boîte pour fe faire reftituer tous les objets
qu'on

qu'on en aura forti, & à l'infpecteur pour remplacer ce qui manquera & conferver dans la *boîte - entrepôt*, toujours le même
nombre de fecours.

Ces fecours réunis dans la *boîte-entrepôt*, en faveur des *noyés*,
font également applicables & promettent un égal fuccès dans toutes
les *morts fubites* ou *afphyxies*, de quelle caufe qu'elles provien-
nent ; & c'eft ce dont le public n'eft pas inftruit. Je n'ai jamais
ouï dire qu'on en ait encore réclamé l'ufage dans ces circonftances. Peut – être qu'aucune perfonne de l'art n'a appris à ce
public de quel fecours pouvoit être la *boîte-entrepôt* dans toutes les
morts promptes, produites par une caufe invifible, toutes les fois
qu'il s'agit de tirer parti d'un refte de vie & de faire valoir la
bonne aptitude des organes encore *fains*, (car il ne doit pas être
queftion ici des morts fuites de maladies), pour les remettre en
jeu..... Je défirerois donc qu'on eût la faculté d'emprunter une de
ces boîtes portatives, & qu'en conféquence Meffieurs nos Magiftrats autorifaffent ceux qui en font les dépofitaires à les délivrer
fur la demande, *fignée* d'un homme de l'art, lequel en deviendroit
refponfable. On fe tiendroit en garde contre les fignatures fuppo-
fées ; c'eft pourquoi il feroit bon qu'un citoyen connu fût porteur
du billet.

Il feroit à fouhaiter que le collége royal de chirurgie fît dans
fes écoles, deux fois par an, la démonftration publique des diverfes pieces qui compofent l'arfenal des fecours pour les noyés,
arfenal connu en France fous le nom de *boîte-entrepôt* & qu'on
doit à M. *Pia*, ce refpectable ami de l'humanité.... : je voudrois que
cette démonftration fut annoncée par affiche, & qu'en même temps
qu'on y feroit connoître toutes les différentes efpeces d'afphyxie,
le traitement qui convient à chacune d'elles (a), & l'application qu'on
peut faire dans ces cas, des fecours ufités pour les noyés, on fit manœu-

---

(a) Tout le monde fait que la vapeur du charbon embrafé *fuffoque* & tue ceux qui y
reftent long-temps expofés ; mais tout le monde ne fait pas que le remede eft fans ceffe
fous notre main, & qu'il confifte en des projections fortes & foutenues d'eau bien froide
& même glacée au vifage de l'afphyxié, lefquelles doivent être continuées long-temps,
comme 3 & même 4 heures de fuite. Il feroit bien à fouhaiter que l'excellent mémoire
de M. *Harmant* à ce fujet, fût mieux connu & même répandu avec profufion dans le
public, fur-tout à l'entrée des hivers..... Et ce foin devroit regarder les fociétés de
bienfaifance.

F

vrer fur le cadavre tous les divers procédés, opératoires ou autres, par lefquels on doit tenter de réveiller le principe vital, de quelle caufe que provienne fon extinction. On devroit fur-tout exercer les éleves à l'introduction de la fonde creufe dans la trachée-artere & dans l'œfophage, foit par la bouche, foit par les foffes nafales. *Fabrice d'Aquapendente*, *Litire*, *Mouro*, *Cullen* & *Libouton*, font, fi je ne me trompe, les auteurs qui ont donné les préceptes les plus utiles à cet égard. Je me flatte que Meffieurs les membres de l'affemblée du département de *Rhône* & *Loire*, comme ceux de l'affemblée du diftrict de Lyon, voudront bien pefer dans leur fageffe, cette idée de l'établiffement d'un cours public & *patriotique* fur les *afphyxies*, & je fuis convaincu, qu'à leur premiere invitation le collége-royal de chirurgie fe hâtera de feconder leurs vues bienfaifantes.

Il me refte encore un vœu à manifefter, c'eft de voir s'établir une école publique de *natation* dans cette ville, dont les deux grandes rivieres qui la traverfent expofent chaque jour fes habitants à la fubmierfion. En apprenant aux jeunes gens à *nager*, on leur enfeigneroit un art au moyen duquel ils pourroient à l'avenir non-feulement ne plus redouter pour leur exiftence, mais encore fauver leurs concitoyens qui feroient fur le point de périr. C'eft le feul moyen de diminuer le nombre des malheureux, qui tous les ans périffent victimes de leur imprudence & de leur témérité, en exerçant des profeffions qui les expofent à chaque inftant à être engloutis dans les eaux. Sous ce double rapport, l'école de *natation* feroit infiniment utile, & notre patrie en follicitant cette inftitution, doit fe repofer avec confiance fur le zele, les lumieres & l'humanité de fes Peres.